E-Book inside

Mit dem Kauf dieses Buchs erhalten Sie das zugehörige E-Book gratis. Sie können dabei aus zwei Dateiformaten wählen: EPUB (gängiges Format für E-Reader und Tablets) und PDF (für PC und Laptop). So kommen Sie an Ihr kostenloses E-Book:

Rufen Sie im Internet diese Website auf:
↗ http://www.junfermann.de/ebook-inside

Geben Sie den unten stehenden Code in das dafür vorgesehene Feld ein und klicken Sie → Code einlösen. Nach Eingabe Ihrer E-Mail-Adresse und Auswahl des E-Book-Formats erhalten Sie sofort einen Download-Link für das gewünschte E-Book an Ihre E-Mail-Adresse.

Bitte beachten Sie, dass der Code für Sie personalisiert wird und nur einmal gültig ist. Die Datei müssen Sie zunächst auf Ihrem Computer speichern, bevor Sie sie auf ein mobiles Endgerät überspielen können.

DY1DLPGW

Sally M. Winston & Martin N. Seif

Erwartungsangst überwinden

Wege aus chronischer Unentschiedenheit, Vermeidung und Katastrophendenken

www.junfermann.de

planetpsy.de

blogweise.junfermann.de

www.facebook.com/junfermann

x.com/junfermann

www.youtube.com/user/junfermann

www.instagram.com/junfermannverlag

SALLY M. WINSTON & MARTIN N. SEIF

ERWARTUNGSANGST ÜBERWINDEN

WEGE AUS CHRONISCHER UNENTSCHIEDENHEIT, VERMEIDUNG UND KATASTROPHENDENKEN

Aus dem Englischen von
Claudia Campisi

Junfermann Verlag
Paderborn
2024

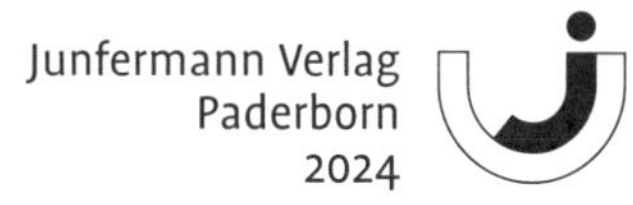

Copyright © der deutschen Ausgabe Junfermann Verlag, Paderborn 2024

Copyright © der Originalausgabe 2022 by Martin N. Seif and Sally M. Winston
Translated from the English language: Overcoming Anticipatory Anxiety. A CBT Guide for Moving past Chronic Indecisiveness, Avoidance, and Catastrophic Thinking
First published by: New Harbinger Publications, Inc.

Coverbild © NLshop (iStock)

Übersetzung Claudia Campisi

Covergestaltung / Reihenentwurf JUNFERMANN Druck & Service GmbH & Co. KG, Paderborn

Satz & Layout JUNFERMANN Druck & Service GmbH & Co. KG, Paderborn

Bibliografische Information der Deutschen Nationalbibliothek Die Deutsche Nationalbibliothek verzeichnet diese Publikation in der Deutschen Nationalbibliografie; detaillierte bibliografische Daten sind im Internet über http://dnb.d-nb.de abrufbar.

ISBN 978-3-7495-0495-4
Dieses Buch erscheint parallel als E-Book.
ISBN 978-3-7495-0496-1 (EPUB), 978-3-7495-0497-8 (PDF).

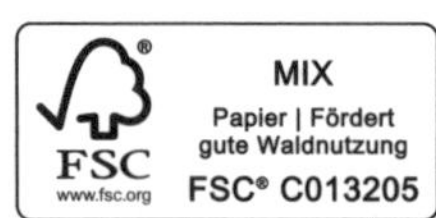

Inhalt

Einleitung

Passiert es Ihnen häufig, dass Sie etwas vorhaben und dem schon Tage oder sogar Wochen vorher mit Bangen entgegensehen, dass Sie in Erwartung des Schlimmsten hin und her überlegen, ob Sie tatsächlich hingehen, und dass Sie überaus vorsorglich Fluchtwege, Ausreden oder Erklärungen für Ihr Nichterscheinen planen? Es könnte eine Veranstaltung, eine Rede oder ein Arzttermin sein. Oder etwas, auf das andere sich freuen würden: die eigene Hochzeit, ein Treffen mit einem alten Freund oder die Aussicht auf eine Reise. Vielleicht ist es etwas, dem Sie sich im Vorfeld nicht gewachsen fühlen, obwohl Sie es schon viele Male getan haben: Auto fahren, Ihr Enkelkind hüten oder Ihre Steuererklärung machen. Lassen Sie sich in diesen Situationen von anderen begleiten oder helfen, wenigstens „für alle Fälle"? Haben Sie sich damit abgefunden, dass Ihnen vor großen und kleinen Dingen immer wieder mulmig wird und Sie statt angenehmer Vorfreude unangenehme Vorangst verspüren? Ärgern Sie sich über sich selbst, weil Sie vor lauter Zaghaftigkeit nicht das machen, was Sie eigentlich wollen? Oder kritisieren Sie sich dafür, dass Sie auf Sicherheitsvorkehrungen angewiesen sind oder kein Selbstbewusstsein haben?

Falls Ihnen diese Beschreibungen bekannt vorkommen, dann leiden Sie unter „Erwartungsangst", was bedeutet: Sie *erwarten,* in bestimmten Ereignissen oder Situationen *Angst zu haben oder sich unwohl zu fühlen* und fürchten sich schon im Vorfeld. Weil es Ihnen schon ganz oft genau so ergangen ist. Das Grauen eines Klaustrophobikers schon Stunden vor der Fahrt mit dem Aufzug ist Erwartungsangst. Die Sorge, man könnte sich eine Infektion einfangen, weil man sich am nächsten Tag vielleicht auf einen schmuddeligen Platz setzen muss, ist Erwartungsangst. Und wer unter Lampenfieber leidet und befürchtet, sich damit den eine Woche später anstehenden Vortrag zu ruinieren, hat ebenfalls Erwartungsangst.

Sie brauchen den Begriff „Erwartungsangst" nicht zu kennen, um sie zu haben. Wenn Sie sie aber haben, dann vergeht wahrscheinlich kein Tag Ihres Lebens ohne sie. Von der subtilsten Aversion oder Vermeidung bis zum größten Horror – der Motor ist immer Erwartungsangst. Wie sie sich auf Ihr Leben und das Ihrer Lieben auswirkt, ist leicht zu erkennen: Sie verpassen Gelegenheiten, frustrieren andere mit Ihrer Zauderei und Vagheit und auch sich selbst, wenn Sie sich vor Herausforderungen drücken und deswegen Enttäuschungen erleben. Sie machen sich Sorgen, Sie schrecken vor etwas zurück, Sie planen Ausweichmanöver und Alternativen – und immer ist die Erwartungsangst mit im Spiel. Zwar ist das keine eigenständige formale Diagnose, aber Teil fast aller Arten von Ängsten. Und ihre Folgen sind beileibe nicht ohne: weniger Flexibilität, weniger Freiheit, weniger Freude.

Und das ist noch nicht alles. Häufig geht Erwartungsangst Hand in Hand mit einem weiteren Problem, nämlich der chronischen Unentschlossenheit: der lähmenden Unfähigkeit, Entscheidungen zu treffen, sowohl kleine als auch große. Gibt es etwas, das Sie schon seit Jahren kaufen wollten? Doch immer, wenn Sie daran denken, recherchieren Sie endlos und entscheiden sich am Ende für gar nichts? Finden Sie tausend Gründe, die für und gegen den Kauf sprechen? Wächst Ihnen das Ganze über den Kopf oder verkompliziert es sich derart, dass Sie die Entscheidung eins ums andre Mal verschieben? Geht es Ihnen bei bevorstehenden Entscheidungen in Ihrer Beziehung, im Beruf, in der Ausbildung oder im Studium wie dem Kaninchen vor der Schlange, und Sie erstarren förmlich? Wollen Sie schon seit Jahren in eine andere Wohnung oder in eine andere Stadt ziehen und bringen es einfach nicht über sich? Haben Sie Angst, eine getroffene Entscheidung zu bereuen oder etwas zu verpassen, weil Sie mit dem eingeschlagenen Weg einen anderen ausschließen würden? Schreiben Sie Für-und-Wider-Listen und tun dann aber nichts? „Wissen" Sie eigentlich, was Sie wollen, tun es dann aber nicht? Oder rühren Sie sich nicht von der Stelle, weil Ihnen jede Veränderung, einfach alles, was Ihnen unbekannt ist oder eine feste Zusage von Ihnen fordert, so gar nicht geheuer ist?

Falls diese Beschreibungen auf Sie zutreffen, dann können die von aktuellen wissenschaftlichen Erkenntnissen gestützten Informationen und Vorschläge in unserem Buch Ihnen helfen, sich zu befreien und ein erfüllteres, flexibleres und schöneres Leben zu führen. Angsterwartungen zu überwinden kann ziemlich viel Mühe kosten – doch es lohnt sich. Als Erstes werden Sie erkennen, wann Sie Situationen oder Erfahrungen vor sich hinschieben oder meiden und anschließend werden Sie verstehen, auf welche Weise Erinnerungen, Vorstellungen und Wünsche nach Sicherheit, Geborgenheit und Gewissheit zu Trugschlüssen über die Zukunft führen. Sie werden erfahren, welche Rolle Gedanken und Gefühle beim Vermeiden des Befürchteten spielen, wie sie das Entscheidungsvermögen lähmen und es Ihnen schwer machen, zwischen einem realistischen Szenario und einem Fehlalarm zu unterscheiden. Sie werden lernen, die Signale der Vorangst nicht als rote Gefahrenflagge einzuordnen, sondern als Aufruf zum Handeln. Und vor allem werden Sie lernen, wie Sie sich dieser Angst stellen, wie Sie große und kleine Entscheidungen treffen und ein vitales, engagiertes Leben führen können.

Warum ist dieses Buch anders?

Vielleicht haben Sie bereits andere Selbsthilfebücher gelesen und verschiedene Techniken und Übungen ausprobiert, zur Entspannung, um sich keine Sorgen mehr zu machen, um zuversichtlich entscheiden zu können oder um irrationale Gedanken durch rationale zu ersetzen und sich Ihren Ängsten zu stellen. Was Sie jetzt in Händen halten, ist jedoch kein Arbeitsbuch mit Techniken. Es baut keine „Skills" auf, gibt keine Anleitungen. Es ist vielmehr eine Landkarte, die Ihnen den Weg weist, wie Sie Ihr Verhältnis zu Ihrem Denken fundamental ändern können. Mithilfe dieser Karte werden Sie sich nicht mehr von Ihrer Angst drangsalieren lassen und langsam, aber sicher in den Genuss erwünschter Erfahrungen kommen. Wir geben Ihnen alle notwendigen Informationen, damit Sie zuversichtlich über Ihren „Angstschatten" springen und das tun, was Ihnen am Herzen liegt, damit Sie in der Lage sind, sich in kleinen wie in großen Dingen freier zu entscheiden.

Sie müssen wissen, wie Sie von Ihrer Fantasie in die Mangel genommen werden, wie Ihr Gehirn und Ihr Körper darauf reagieren und in die Vermeidung gezwungen werden. Diese Prozesse erkennen zu lernen ist anstrengend. Neue Verhaltensweisen auszuprobieren erfordert Mut. Da die alten jedoch nicht erfolgreich waren und Sie andere Resultate zu sehen wünschen, werden Sie nicht darum herumkommen. Wahrscheinlich hat es Sie schon viel Energie gekostet, die Erwartungsangst vor bestimmten Dingen abzublocken und sie trotzdem zu machen. Wir werden Ihnen zeigen, weshalb das nichts bringt und was weitaus besser funktioniert. Wenn Sie unsere Vorschläge befolgen, wird es aller Voraussicht nach leichter als Sie erwarten!

Wir sind auf die Behandlung von Ängsten spezialisiert und haben in den vergangenen 40 Jahren Tausende Betroffene unterstützt, ihre lähmende Angst überwinden zu lernen. Neue Techniken? Die bekommen Sie nicht von uns – und wahrscheinlich haben Sie sowieso schon genug ausprobiert und benötigen keine weiteren. Stattdessen wollen wir Ihnen zu einem allmählichen Haltungswandel verhelfen: Stutzen Sie nicht länger Ihr Leben zurück, sondern Ihr Unheil verheißendes Vorstellungsvermögen. Sobald Sie verstehen, was passiert, werden Sie den Weg hinaus erkennen. Der besteht darin, die Kontrolle zu lockern und Ihre beunruhigenden Gedanken weniger ernstzunehmen. Sie hissen die weiße Fahne und kommen frei.

Wie Sie für sich das meiste aus diesem Buch herausholen

Lesen Sie das Buch chronologisch durch, von der Einleitung bis zum Schluss – obwohl ja immer die Versuchung da ist, vorzublättern und direkt die Kapitel aufzuschlagen, die erklären, was zu tun ist, erst recht, wenn Sie mit Angst zu kämpfen haben. Bitte nicht! Ohne den Grundlagenteil, in dem wir unseren Ansatz erklären und warum es nichts bringt, wenn man sich stärker gegen die Ängste zur Wehr setzt und Entscheidungen mit Willenskraft zu erzwingen sucht, ergibt das Folgende keinen Sinn.

Nach der theoretischen Einführung in die Themen Erwartungsangst und chronische Unentschlossenheit stellen wir in Kapitel 3 die biologischen Eckpfeiler von Angst vor und auf welche Weise sie mit Umweltstressoren zusammenwirken. Kapitel 4 befasst sich mit Vermeidungsstrategien – den subtilen und offensichtlichen, den großen und kleinen, den bewussten und unbewussten – sowie mit der Frage, warum sie Angst und Unentschlossenheit schüren. In Kapitel 5 erfahren Sie, wie Ihre Vorstellungskraft Ihren gesunden Menschenverstand „hackt", sodass Ihre Prognosen immer düsterer ausfallen und Sie Probleme bekommen, sich zu entscheiden und sich festzulegen. Kapitel 6 handelt von den drei Hauptfaktoren der chronischen Unentschlossenheit: Perfektionismus, das Verlangen nach Gewissheit und Angst vor Reue. Kapitel 7 erläutert die metakognitive Perspektive, durch die Sie über Ihre Schreckensvorstellungen und Katastrophengedanken hinwegkommen, und veranschaulicht die fundamentale Haltungsänderung, die zur Besserung führt. In Kapitel 8 lernen Sie nicht nur, wie Sie die Haltungs- und Einstellungsänderungen konkret umsetzen können, sondern auch die fünf Schritte der therapeutischen Kapitulation namens TANZE. Kapitel 9 beantwortet häufig auftretende Fragen, und Kapitel 10 beschreibt den Weg zur Genesung und was man tun kann, damit sie nachhaltig ist.

1. Erwartungsangst: Wenn man schon vor dem Schnitt blutet

Angst gestaltet sich vielfältig. Sie zeigt sich in Form einer Phobie, Sozialangst oder Panik, als Zwanghaftigkeit oder als quälende Intrusion. Sie tritt als körperliches Symptom auf oder als endlose, hartnäckige und nie zur Ruhe kommen lassende Sorgenparade. Und fast immer ist Erwartung mit im Spiel. In der Regel wird sie von unguten Zukunftsahnungen und Zweifeln an der eigenen Leistung, Sicherheit oder Gesundheit begleitet und hat Einfluss auf Lebensentscheidungen. Und natürlich schränkt sie die Freiheit ein, so zu leben, wie man will.

Falls Sie unter einer dieser Ängste leiden, dann kennen Sie also auch Erwartungsangst. Mit einfachen Worten: Erwartete Angst ist erwartetes Leid, das schon vor seinem Eintreffen in die Vermeidung treibt.

1.1 Was ist Erwartungsangst?

Antizipatorische Angst, also vorwegnehmende, verfrühte Angst beziehungsweise Erwartungsangst – gewissermaßen „Vorangst“ – ist Besorgnis um die Zukunft, die Befürchtung einer Katastrophe oder Niederlage. Sie stehen vor einer schwierigen Entscheidung, Situation oder Handlung und es graut Ihnen davor. Es ist das mulmige Gefühl, das Sie beschleicht, wenn Sie Ihrer einfallsreichen Vorahnung auf den Leim gehen und sich von ihr all das Böse aufschwatzen lassen, das Ihnen zustoßen könnte. Sie scheint überall Gefahren zu wittern und klingt wie eine Warnung, stehenzubleiben oder zumindest nur ganz vorsichtig weiterzugehen.

Stellen Sie sich Angst zwiebelartig aus drei Schichten bestehend vor:

1. Zuerst fürchtet man sich vor etwas, zum Beispiel: Ich fürchte mich vor Wespen.
2. Dann hat man davor Angst, dass man sich fürchtet. Diese „Angst vor der Angst“ kennen wir auch als Panik. Beispiel: Beim Anblick einer Wespe habe ich panische Angst, dass ich die Beherrschung verlieren oder einen Herzinfarkt bekommen könnte.
3. Und schließlich gelangen wir zur Angst vor der Angst vor der Angst. Das ist weniger kompliziert, als es klingt. Greifen wir noch einmal das Beispiel mit der Wespe auf: Nächste Woche will ich zelten gehen, aber schon beim Gedanken daran geht es mir schlecht, weil ich eine Wespe sehen, in Panik geraten, die Beherrschung verlieren und durchdrehen könnte. Am besten lasse ich den Ausflug bleiben und sage ab.

Diese dritte Schicht ist die Erwartungsangst. Sie ist ein starker Motor der Vermeidung, weil sie die Aufmerksamkeit auf die negativen Dinge richtet, die eintreten könnten. Fallen diese Vorhersagen nur leicht negativ aus – etwa, dass Sie bei Ihrer Projektpräsentation in Schweiß ausbrechen –, dann glauben Sie, dass Sie es vielleicht trotzdem schaffen und ziehen es durch. Katastrophenvorhersagen jedoch – etwa die, dass Sie eine Panikattacke bekommen, sich total blamieren und es sich bei allen in der Firma für immer gründlich verscherzen – lösen eine Angst aus, die so lähmend ist, dass Sie Ihr Vorhaben nicht ausführen. Erwartungsangst sieht nur einen einzigen Ausweg: die Vermeidung.

Fakt ist: Erwartungsangst ist die dritte Schicht der Angst und der hauptsächliche Motor der Vermeidung.

Befürchtete Niederlagen, Verluste oder Katastrophen erzeugen jedoch nicht nur die Erwartung von Angst und Panik, sondern auch die anderer unangenehmer Gefühle wie beispielsweise Ekel, Wut, Scham, Reue, Demütigung oder Überforderung, die genauso um jeden Preis abgewehrt werden müssen.

Fakt ist: Erwartungsangst umfasst alle möglichen Arten unerwünschter Gefühle oder Erfahrungen.

1.2 Erkennen Sie Erwartungsangst als Teil Ihrer Angststörung

Die meisten Menschen mit Angststörungen erkennen nicht sofort, dass Erwartungsangst aus zwei separaten Komponenten besteht: Da ist zum einen die Angst selbst (eine Phobie, Sozialangst, Panik, Sorge, zwanghafte Gedanken oder Verhaltensweisen) und zum anderen die Beklemmung *schon im Vorfeld* der erwarteten Begegnung mit dem Befürchteten. Erwartungsangst ist, wenn Sie eine Panikattacke erwarten und bereits Stunden, Tage oder sogar Wochen *vorher* Angst bekommen. Erwartungsangst ist, wenn Sie möglicherweise gefährliche Situationen gedanklich durchspielen (wie beispielsweise jemand Neues kennenzulernen, eine öffentliche Toilette zu benutzen oder eine spontane Idee oder Empfindung nicht wichtig zu nehmen), Ihnen dabei lauter Schreckensbilder durch den Kopf gehen, was dann alles schiefgehen könnte, und Sie sich selbst Angst einjagen.

Wie können Sie aber klar auseinanderhalten, was die befürchtete Situation, Entscheidung oder Konfrontation ist und was die Vorangst? Bedenken Sie, dass Letztere in diversen Verkleidungen auftritt, je nachdem etwa als Unvermögen, allein zu sein, als phobische Vermeidung, Lampenfieber oder Schlaflosigkeit. Sie kann aber auch als ausgetüftelter Plan zum Schutz vor Ansteckung daherkommen oder als qualvolles hypochondrisches Warten auf den ärztlichen Befund, als bedrohliche Wiederkehr eines unerwünschten aufdringlichen Gedankens oder als chronisches Hyperventilieren. All diese typischen zwanghaften Verhaltensweisen, Gedanken und Rituale beruhen auf Erwartungsangst. Sie ist es, die dazu antreibt, das von der Zwangsstörung verursachte Unbehagen („Ich halte es nicht aus, wenn …") unmittelbar zu lindern.

Erwartungsangst kann der Horror vor Partys, Restaurantbesuchen oder Reisen sein, vor allem, wo etwas Unvorhergesehenes geschehen könnte, mit dem man nicht fertig wird. Die Nacht auf keinen Fall allein verbringen zu wollen, weil man plötzlich krank werden oder sich fürchten könnte, ist möglicherweise Erwartungsangst. Vielleicht lassen Sie ihretwegen die Finger von Liebesbeziehungen oder Ihnen wird jeden Morgen vor dem Weg zur Arbeit „plötzlich übel", weil Sie Ihre Kündigung befürchten.

Manche sprechen von „frei flottierender" oder „diffuser" Angst. Der Körper befindet sich in ständiger Anspannung, für alle Eventualitäten bereit, doch ohne zu wissen wofür genau. Körperverspannungen können zu Kopfweh, Brustschmerzen und Muskelkrämpfen führen und sind ungesund. Tatsächlich ist Erwartungsangst der verstärkende Hauptfaktor für chronisches Hyperventilieren (Fried & Grimaldi 1993; Tavel 2017), die Vorstufe der Panikattacke. Auch chronische Magen-Darm-Probleme wie Durchfall, Übelkeit und Erbrechen lassen sich auf Erwartungsangst zurückführen (Singh et al. 2016). Diese ist auch verantwortlich für Verhaltensweisen (z. B. was man sagt und tut, wohin man geht etc.), mit denen man sich die Symptome vom Leib zu halten sucht. In ihrer leichten Form kann sie sich wie normale Besorgnis anfühlen, sich aber auch so steigern, dass man geradezu von „Erwartungs*panik*" sprechen kann.

Antizipatorische Angst spielt eine Hauptrolle bei der Generalisierten Angststörung (GAS), und zwar in Form von unproduktiver, exzessiver Sorge, die im Wesentlichen aus zwei Gedankenkomponenten besteht: Die erste dreht sich um die Angst auslösende Frage *„Was ist, wenn (etwas Schlimmes) passiert?"* und die zweite um die Beseitigung dieser Angst. Komponente Nummer zwei tut, als wolle sie helfen, doch das ist reine Illusion. In Wirklichkeit hält sie den Angstkreislauf am Laufen. Ihre Vermeidungsstrategien nennen sich „Planen", „Analysieren", „Sinnieren" oder „Probleme bewältigen". Wie das in allen Einzelheiten aussieht, können Sie in unserem Buch *Ist das Bügeleisen auch wirklich aus?* nachlesen (Seif & Winston 2021).

Fakt ist: Die fantasievollen „Was-wenn"-Gedanken, die zur quälenden Sorge der Generalisierten Angststörung (GAS) gehören, sind nichts anderes als Erwartungsangst.

Vorsicht: Erwartungsangst kann ein verdecktes Symptom bei Sozialangst sowie bei Substanzmissbrauch sein, etwa wenn man sich mit Alkohol oder Drogen schon *vor* der Party oder dem Kneipenabend „in Stimmung bringt". Beide Störungen treten häufig Hand in Hand auf, mit der Erwartungsangst als verbindendem Hauptfaktor. Es ist extrem wichtig, das Augenmerk darauf zu richten, denn die Angst vor den Qualen des Entzugs kann die Sucht aufrechterhalten. Und: Bis zu einem bestimmten Grad kann Erwartungsangst auch ohne die Erfüllung der offiziellen medizinischen Störungskriterien eine Rolle spielen.

Erwartungsangst ist ein Produkt Ihrer Fantasie. Sie tut so, als sei sie ein Vorbote für das, was die Zukunft für Sie bereithält, das ist aber nur einer ihren vielen Tricks, mit denen sie Sie in die Irre führt. Und obwohl sie mit ihren Vorhersagen so oft völlig danebenliegt, ist sie erstaunlich veränderungsresistent. Diese Erkenntnis ist der erste Schritt auf dem Weg in ein Leben frei von Erwartungsangst.

Auch die Erkenntnis, dass Angst aus zwei separaten Komponenten besteht – der eigentlichen sowie der erwarteten – bringt, wie wir von vielen Patient:innen gehört haben, die Wende. Lesen Sie also dieses Buch von Anfang bis Ende durch und Sie werden lernen, den Finger präzise auf diese zweite Komponente zu legen, die mit der Erwartung.

Sehen wir uns nun ein Beispiel für Erwartungsangst an – die Flugangst.

Beispiel:

Molly war nie sehr gerne geflogen und weil sie sich vor den erwarteten Flugangstattacken so sehr fürchtete, hatte sie zwangsweise acht Jahre lang komplett darauf verzichtet. Doch sie wollte ihre Phobie unbedingt überwinden. Deshalb nahm sie allen Mut zusammen und bestieg ein Flugzeug. Und dann noch einmal. Und noch einmal. So lange, bis sie sich heute, drei Jahre und viele Flüge später, zu einer recht sattelfesten Flugpassagierin entwickelt hat – das heißt, sobald sie in der Maschine sitzt. Vorher zittert sie noch immer. Sie macht sich Sorgen um das Wetter, die Gesundheit des Piloten oder die Windstärke und mögliche Turbulenzen. Der beunruhigende Gedanke, dass die Angst ihr das Fliegen für alle Zeiten unmöglich machen könnte, lässt sie nie so ganz los.

Sie sehen – und das ist der springende Punkt – Erwartungsangst überdauert das Ende der Phobie. Nachdem sich Molly dessen klar geworden ist, hat sie gelernt, die Erwartungsangst als Fehlprognose zu entlarven, sich von ihr zu keiner Vermeidungsreaktion provozieren zu lassen und unabhängig von ihrem Gefühl einfach zu fliegen. Und seit sie die Erwartungsangst nicht mehr bei ihren Entscheidungen berücksichtigt, sondern sie als Schall und Rauch einstuft, leidet sie immer seltener darunter.

Fakt ist: Erwartungsangst ist während der Genesung von Angst- und Zwangsstörungen meist die letzte, die von Bord geht.

Auch wenn Sie keine Flugangst haben – worauf es hier ankommt, ist, dass die Erwartung von Angst häufig hinderlicher ist als das Befürchtete selbst. Und das ist, wie Sie im Folgenden sehen werden, extrem verbreitet.

1.3 Wie häufig ist Erwartungsangst?

Es gibt viele Studien – um genauer zu sein: Bevölkerungsumfragen, auch „epidemiologische Studien“ genannt –, die sich damit befassen, wie viele Menschen bestimmte psychische Störungen haben. Wie wir jedoch bereits sagten, ist Erwartungsangst für sich genommen keine Diagnose, sondern vielmehr ein „transdiagnostisches“ Phänomen, ein weit verbreitetes Merkmal beinahe aller Angststörungen, das auch häufig bei affektiven Störungen, besonders aber der Depression, vorkommt. Es zeigt sich auch bei Posttraumatischen Belastungsstörungen, hauptsächlich in Bezug auf die Erwartung, mit Erinnerungen an das Trauma konfrontiert zu werden. Aus diesem Grund können wir zur Anzahl der von Erwartungsangst Betroffenen keine genauen Angaben machen.

Werfen wir also stattdessen einen Blick auf die allgemeinen Zahlen. Die meisten Studien legen nahe, dass ca. 10 Prozent der Bevölkerung im Lauf ihres Lebens eine Angststörung, etwa ebenso viele eine Depression und 5–7 Prozent eine Posttraumatische Belastungsstörung bekommen. Eine extrem konservative Schätzung geht von 15 Prozent aus, die im Lauf ihres Lebens von Erwartungsangst betroffen sind (Eaton et al. 1981). Allein für die USA bedeutet das schon über 50 Millionen Menschen.

Sollten Sie also mit Erwartungsangst zu kämpfen haben, seien Sie versichert: Sie sind nicht allein. Es handelt sich um ein sehr verbreitetes Phänomen, vor dem keine Altersgruppe verschont bleibt.

1.4 Im Lauf des Lebens

Erwartungsangst ist nicht selten erblich bedingt. Fallen Ihnen etwa beim Lesen immer mehr Verwandte ein, die davon betroffen sind? Sowohl junge als auch alte? Erwartungsangst tritt nämlich altersunabhängig auf, aber auch altersgerecht. Sie treibt ihre Blüten schon in der Kindheit, man braucht nur alt genug zu sein, um sich die Zukunft vorzustellen. Ein Beispiel: Ihr Kind soll geimpft werden und hat schon Wochen Angst davor, will immer wieder wissen, wie es sich anfühlen wird, weigert sich, nervt oder kann nicht schlafen. In der Arztpraxis sträubt es sich vor der Spritze, weint und schlägt um sich. Und dann ist es so schnell vorüber, dass alle sagen: „Siehst du? So viel Lärm um nichts." Trotzdem ist es beim nächsten Mal keinen Deut besser. Das liegt an der Erwartungsangst. Weil sie viel lebhafter in Erinnerung bleibt als die Sache selbst, ist sie schlimmer als diese.

Weitere Beispiele: Ihr Sohn will nicht auf die Geburtstagsparty seines Freundes. Am Ende besinnt er sich und geht doch hin, zwar nur zögerlich und zunächst schüchtern, doch dann amüsiert er sich. Oder er steht vor einer Prüfung und ist Tage und Stunden vorher ein reines Nervenbündel, nichts kann man ihm rechtmachen, er zieht Grimassen oder sucht Streit. Oder Ihre Tochter bekommt in der Nacht vor ihrem Konzert oder vor dem anstehenden Treffen mit dem von der Familie getrennt lebenden Vater Bauchschmerzen und muss sich übergeben. Oder ihr vergeht jedes Mal der Appetit, wenn das Ferienlager beim Essen zur Sprache kommt. Häufig haben die Sorgen von Kindern mit Themen zu tun wie Gesundheit oder Sicherheit, mit dem Tod eines Elternteils, dem Beginn von etwas Neuen, bevorstehenden Schul- und Freizeitaktivitäten und der Aussicht, allein einschlafen zu müssen. Bei Teenagern stehen die Schule und ihre Beziehungen zu Gleichaltrigen im Vordergrund, sie machen sich Sorgen um ihre berufliche Zukunft, ihr Liebesleben oder die globalen Folgen des Klimawandels.

Am anderen Ende des Altersspektrums wird der Mensch sich immer stärker seiner physischen Schwachpunkte bewusst, seines unzuverlässigen Gedächtnisses, seines veralteten technologischen Know-hows, häufig auch seiner Verluste und anderer unliebsamen Veränderungen.

Mit der zunehmenden Wachsamkeit im Alter wächst auch die Erwartungsangst. Als Auslöser reicht ein Sturz oder die Tatsache, dass man einmal etwas Wichtiges vergessen hat. So verlieren viele Senior:innen, obwohl sie fit sind, selbstständig leben und Neues lernen können, an Selbstbewusstsein und trauen sich wegen ihrer Angsterwartung nicht mehr an Ungewohntes heran. Was ihnen Sorgen bereitet, ist meist das Gehen, das Alleinsein (besonders nachts), ihre Gesundheit, ihre finanzielle Situation, neue Technologien, beunruhigende Nachrichten in den Medien sowie die Möglichkeit von Behinderung und Demenz.

Was bei jedem Alter und bei jedem Thema immer gleich ist: Erwartungsangst drängt zu Vermeidung, sie macht verzagt und verdirbt den Spaß. Und, wie Sie sehen werden, können Sie sich nur mit exakt denselben altersunabhängigen Prinzipien aus dem Griff dieser Angst lösen. Werfen wir jedoch erst einmal einen Blick auf die Rolle der Unentschlossenheit.

1.5 Unentschlossenheit verschlimmert Erwartungsangst

Wenn Sie genau hinschauen, erkennen Sie: Ihre Erwartungsangst steigt bei Unentschlossenheit und sinkt mit jeder getroffenen Entscheidung – ob für oder gegen etwas, spielt interessanterweise keine Rolle.

Nehmen wir einmal an, Sie sind morgen in der Teambesprechung mit einer Präsentation dran und nun graust Ihnen davor, weil Sie sie sicher verhauen werden. Wenn Sie beschließen, sich krank zu melden und jemanden zu bitten, für Sie einzuspringen, dann fällt Ihre Angst auf null und schon sind Sie wesentlich entspannter. Vielleicht ärgern Sie sich über sich selbst, beschimpfen sich vielleicht als inkompetente Versagerin – aber Ihr Horror vor dem morgigen Tag löst sich in Luft auf. Entscheiden Sie, sich der vorgestellten Zerreißprobe *nicht* auszusetzen, setzt sofort Erleichterung ein. Sobald die Erwartungsangst Sie in die Vermeidung zwingt, ist sie verflogen.

Fakt ist: Erwartungsangst verfliegt, wenn auch nur zeitweise, sobald Sie sich für die Vermeidung entscheiden.

Wenn Sie andererseits ständig weiter schwanken zwischen Hingehen und Nicht-Hingehen, wenn Sie immer weiter mit sich hadern und sich wieder und wieder umentscheiden, dann werden Sie feststellen, dass Ihre Erwartungsangst steigt. Und je mehr die Entscheidung drängt, desto schwieriger wird sie. Erleichterung? Fehlanzeige.

Wenn Sie entscheiden, das Ganze auf Gedeih und Verderb durchzuziehen und dazu stehen, passiert etwas weniger Dramatisches: Ihre Erwartungsangst lässt langsam nach. Haben Sie sich erst mal festgelegt, hört der innere Zwist auf. Sobald Sie Ihre Aufmerksamkeit nicht unentwegt auf die Entscheidungsfindung richten müssen – dito die Risikoabwägung, die Planung potenzieller Fluchtwege, die Sorge über das Kommende –, legt sich Ihre Angst allmählich und zieht sich in den Hintergrund zurück. *Sich definitiv festzulegen und es konsequent durchzuziehen, bringt Erleichterung.*

Genau das meinen wir, wenn wir sagen: Erwartungsangst sinkt mit der Entscheidung – egal wie sie ausfällt.

Fakt ist: Erwartungsangst steigt durch Unentschlossenheit.

Wie Erwartungsangst langfristig durch Vermeidung ge- und verstärkt wird, zeigen wir Ihnen später. Nehmen Sie einstweilen den Zusammenhang zwischen beidem einfach zur Kenntnis. Vorangst ist nur so lange da, wie Sie etwas vorhaben, irgendwo hinwollen; wenn Sie anvisieren, sich dem Grund Ihrer Furcht zu stellen, vor ein Publikum zu treten, zu verreisen oder sich wie auch immer der Ursache Ihrer Qualen zu nähern.

Da Sie nun etwas besser verstehen, wie Unentschlossenheit und Vermeidung zu Erwartungsangst beitragen, wollen wir genauer schauen, wie diese sich bemerkbar macht.

1.6 Die fünf Erscheinungsformen der Erwartungsangst

Es folgen nun einige Beispiele, wie sich Erwartungsangst am häufigsten bemerkbar macht. Egal, ob es sich um kontraproduktive Einstellungen handelt, um Katastrophenfantasien, vermeidende Verhaltens- und Erlebensweisen, innere Dialoge, bei denen gefeilscht, gestritten und geplant wird, oder um Angstbewältigungsmethoden, die jedoch nach hinten losgehen und Unruhe schüren: Immer und unwillkürlich entfaltet Erwartungsangst eine Eigendynamik. Deswegen ist sie so weit verbreitet und so hartnäckig, obwohl man sich solche Mühe gibt, sie abzuschütteln. Jede einzelne Erscheinungsform entwickelt ihre eigene individuelle, selbstverstärkende Spirale. Wie diese jeweils aussieht und wie man sie zurückschraubt, werden wir in späteren Kapiteln detaillierter erläutern.

Mit geballten Fäusten. Nehmen wir an, Sie haben sich eine Verantwortung aufgehalst oder fühlen sich dazu verpflichtet und automatisch wallt Angst bei Ihnen auf. Sie erinnern sich an Ihre letzte Begegnung mit der Angst und wie schlimm das damals war. Aber Sie sagen sich: „Ich kann nicht mehr zurückrudern. Ich MUSS es einfach tun. Das wird bestimmt ganz furchtbar, aber es geht nicht anders – ich muss da jetzt durch. Wie schrecklich!" Nur leider ist das meist die Garantie, dass die Erwartungsangst mit Näherrücken des Termins durch die Decke und als Siegerin vom Schlachtfeld geht. Und zwar auf zweierlei Wegen: Entweder indem Sie den Termin absagen oder aber indem Sie sich hinzwingen, im Vorfeld aber Höllenqualen erleiden, die sich unabhängig davon, wie es tatsächlich für Sie ausgeht, aufs Lebhafteste in Ihr Gedächtnis einbrennen. Und da Erwartungsangst die Erinnerung an die Realität überschreibt, wird es Ihnen beim nächsten Mal nicht besser ergehen. Sich durchzukämpfen wird immer wehtun.

Diese Hauruckmethode ist die häufigste Erscheinungsform der Erwartungsangst. Die entgegengesetzte Haltung ist die der Bereitwilligkeit. Diese ermöglicht eine allmähliche Besserung, weil sie auf Angsterfahrungen aufbaut, statt sich von jeder weiteren immer mehr zermürben zu lassen. Wir kommen in Kapitel 8 darauf zurück.

Innerer Zwist. Stellen Sie sich vor, Sie haben Flugangst. Ein Familienausflug nach Disneyland steht bevor und Sie werden schon bei der Planung nervös. Aber man kann sich ja jederzeit umentscheiden, denken Sie, und teilen den anderen mit, dass sie vielleicht ohne Sie auskommen müssen. Nach dem Kauf der Tickets haben Sie erst recht das Gefühl, in der Falle zu sitzen und bekommen wieder Muffensausen. Sie sind sich immer noch nicht sicher, ob Sie tatsächlich mitreisen oder nicht. Jeden Tag werden Sie mehr von Angst überflutet und stellen sich alle Katastrophen vor, die während des Flugs auftreten könnten. Sie hadern mit sich selbst: „Fliege ich oder bleibe ich besser zu Hause?" Sie beschließen, die Entscheidung erst am Flughafen zu fällen. Jetzt läuft Ihre Erwartungsangst auf Hochtouren. Ihre Gedanken spielen Pingpong und schnellen hin und her zwischen „Fliegen oder Nicht-Fliegen???" Dieser beinahe pausenlose innere Zwist steigert Ihre Erwartungsangst und erschwert Ihnen, sich wirklich auf die Reise einzulassen. Im Extremfall hadern Sie noch beim Einstieg oder sogar beim Schließen des Gurts mit sich selbst. Um dann, kurz bevor die Türen schließen, aus dem Flugzeug zu stürmen, total erleichtert, weil Sie die Angst los sind, aber auch niedergeschlagen, weil sie die Oberhand gewonnen hat.

Flucht- und Bewältigungspläne. Jemand Nettes, den oder die Sie nicht näher kennen, möchte mit Ihnen essen gehen. Eigentlich würden Sie gerne zusagen, Sie finden die Sache spannend, gleichzeitig ist es Ihnen nicht ganz geheuer. Also durchforsten Sie Google, Facebook und Instagram, kontaktieren alle, die mehr über die Person wissen könnten, holen sich bei Familienangehörigen und Freund:innen Rat. Weil

Sie so lange zum Nachdenken brauchen, zögern Sie Ihre Antwort auf die Anfrage immer weiter heraus. „Vielleicht will der oder die andere etwas von mir", überlegen Sie, „dafür hätte ich ja gar keine Zeit." Sie entwerfen acht verschiedene Versionen der Unterhaltung, je nachdem, was das Gegenüber sagen könnte. Sie sind völlig aus dem Häuschen. Als Sie schließlich zusagen, lassen Sie sich die Option offen, zum Restaurant zu fahren und sich gleich wieder mit einer Ausrede zu verabschieden. Dann rufen Sie eine Freundin an und bitten Sie, Ihnen eine Stunde nach Beginn der Verabredung eine Nachricht zu schicken und Sie anzurufen, um eine Geschichte parat zu haben für den Fall, dass Sie gehen wollen. Sie fahren etwas früher zum Restaurant, damit Sie sich allein noch schnell Mut antrinken können. Lag es an den Fluchtplänen oder am Wodka-Martini vorher? Jedenfalls verläuft der Abend ohne weitere Zwischenfälle. Wäre er das vielleicht auch ohne die Vorsichtsmaßnahmen? Weil Sie diese mit dem Erfolgserlebnis verbinden, glauben Sie, sie auch in Zukunft zu brauchen, wenn Sie wieder Erwartungsangst haben, und werden nicht lernen, ohne sie zurechtzukommen.

Fluktuierende Vermeidung. Manchmal vermeiden Sie die eine Angstquelle, um dann sofort auf die nächste zu stoßen. Nach dem Motto: Wie man's macht, ist's verkehrt. Mal angenommen, Ihnen graut vor Darmkrebs. Sie machen einen Termin für eine Darmspiegelung und schlottern dann vor Erwartungsangst, weil Sie in Ihrer Vorstellung tatsächlich ein positives Ergebnis bekommen oder während der Vollnarkose ein tragischer Fehler passiert und Sie nie wieder aufwachen. Also sagen Sie die Untersuchung wieder ab und fühlen sich sofort ein bisschen erleichtert. Doch dann stellen Sie sich vor, dass sich der Krebs langsam aber sicher durch Ihren Körper frisst und werden von einer weiteren Woge der Erwartungsangst erfasst. Wie gehen Sie der nun aus dem Weg? Sie machen einen neuen Termin für die Darmspiegelung. Und so läutet Ihre Erwartungsangst die nächste Runde ein, Vermeidung, neue Erwartungsangst und so weiter und so fort.

Ausblenden. Bei dieser Art von Erwartungsangstbewältigung haben Sie etwas vor, das Sie nervös macht und versuchen, es zu vergessen, den Gedanken daran aus Ihrem Bewusstsein zu verdrängen oder ihn auf später zu verschieben. Das Problem ist hier, dass sich Gedanken nicht aus dem Kopf schlagen lassen, weil das ist, als wollte man das Meer am Hereinfluten oder die Sonne am Aufgehen hindern. Es funktioniert einfach nicht. In unserem Buch *Tyrannen in meinem Kopf: Zwangsgedanken überwinden – ein Selbsthilfeprogramm* (Winston & Seif 2018) haben wir das ausführlich beschrieben. Die Anstrengung, sorgenvolle Gedanken zu vertreiben, verstärkt diese. Es ist der Königsweg zur Steigerung Ihrer Erwartungsangst.

Vielleicht haben Sie schon festgestellt, auf welche Art und Weise Sie normalerweise mit Ihrer Erwartungsangst umgehen. Schauen wir uns nun ein paar Beispiele aus dem Leben echter Menschen an, wie sie von Erwartungsangst beeinträchtigt werden und mit welchen fruchtlosen Maßnahmen Sie dagegen vorgehen.

1.7 Die Arten der Erwartungsangst

Was Sie schon wissen: Wenn Sie etwas vorhaben und bei Ihnen Angst aufkommt, fällt diese sofort in sich zusammen, sobald Sie sich entscheiden, es sein zu lassen. Erwartungsangst löst immer unangenehme Gefühle aus und verstärkt den Drang zur Vermeidung, unabhängig davon, wodurch sie entsteht. Dabei können ihre Ursachen ganz unterschiedlich sein.

Wir haben fünf verschiedene Arten der Erwartungsangst gefunden und da man sie nur überwinden kann, wenn man sie genau versteht, wollen wir sie nun im Einzelnen erläutern, und zwar anhand von konkreten Beispielen echter, uns bekannter, aber anonymisierter Menschen.

Bei kaum jemandem zeigt sich eine Art der Erwartungsangst in Reinform, bei den meisten findet man Aspekte mehrerer Arten, und genauso verhält es sich mit den Umgangsweisen. Die Themen wechseln im Lauf des Lebens, neue Bewältigungsstrategien werden erlernt und wieder abgelegt und auch das Katastrophendenken ändert sich. Lesen Sie die folgenden Abschnitte über die verschiedenen Arten der Erwartungsangst sowie die Fallbeispiele durch und schauen Sie, ob Sie verstehen, wie die Betreffenden sich mit ihren eigenen übertriebenen Sorgen und Reaktionen verstricken und welche kontraproduktiven Schritte sie unternehmen.

1.7.1 Fantasiebegabt

Bei der fantasiebegabten Erwartungsangst produziert Ihr hyperaktives und kreatives Vorstellungsvermögen von einer Sekunde auf die nächste allerhand düstere Aussichten, einfach alles, was irgendwie schiefgehen könnte: eine wilde Mischung aus Geschichten, die Sie gehört haben, von höchst seltenen Fällen, die dennoch möglich sind. Dabei besteht eine Tendenz, trotz extrem niedriger Wahrscheinlichkeit immer vom Schlimmsten auszugehen. Medienberichte von extremen und abwegigen Vorkommnissen können diese Art von Angst steigern.

Beispiele für die fantasiebegabte Erwartungsangst: Sie haben ein Muttermal und stellen sich vor, was Ihre Ärztin dazu sagen wird, doch Sie wissen es schon: Es ist ein Melanom. Oder Sie schauen sich eine Reportage über ein Flugzeugunglück oder COVID-19 an, versetzen sich in die jeweilige Situation der Opfer und sind zu Tode erschrocken. Oder Sie fahren irgendwo hin, wo Sie noch nie gewesen sind, und fürchten sich davor, weil Sie in Ihrer Vorstellung keinen Parkplatz finden und es Ihnen peinlich wäre, wenn Sie zu spät kämen.

Fantasiebegabte Erwartungsangst kommt häufig, aber nicht ausschließlich vor bei Menschen mit Zwangsstörungen oder einer Generalisierten Angststörung.

Es gibt eine Variante, bei der man sich etwas, das man tatsächlich erlebt hat, in den düstersten Farben ausmalt, obwohl es nicht so gewesen ist. Beispiel: Sie kommen nach Hause und stellen schockiert fest, dass Sie vergessen haben, das Bügeleisen abzuschalten. Zum Glück ist nichts passiert, doch Sie stellen sich Ihre Wohnung als Flammenmeer vor und bekommen Angst. Obwohl wie gesagt nichts passiert ist, geraten Sie schon beim Gedanken ans Bügeln ins Schwitzen, denn Sie *hätten* das Haus in Brand setzen *können*.

Beispiel 1:

John erzählt, dass er schon bei dem Gedanken, im Mathe-Unterricht den Mund aufzutun, Atemnot und Schweißausbrüche bekommt. Deswegen ist er verunsichert, meldet sich nie und hofft die ganze Zeit, dass er nicht drangenommen wird. Bestimmt würde er dann ohnmächtig, befürchtet er. Er stellt sich vor, wie er sich vor der ganzen Klasse blamiert und was für eine unerträgliche Demütigung das wäre. Am liebsten würde er von der Schule abgehen.

Unter Jugendlichen wie Erwachsenen gleichermaßen verbreitet ist die Variante der fantasiebegabten *Schlaflosigkeit*. Dass dahinter Erwartungsangst steckt, erkannte die Mutter von Ellery. Diese wird nachts von der Vorstellung wachgehalten, in der Schule zu versagen, obwohl das noch nie passiert ist. Schwänzen will sie aber nicht, nur halt kein Fiasko erleben.

Beispiel 2:

Ellery ist eine ausgezeichnete Schülerin. Ihrer Mutter fällt auf, dass sie sonntags nicht einschlafen kann, und sie erfährt, dass Ellery sich Sorgen macht, ihren „Einser-Rekord nicht zu halten", etwa wegen eines unangekündigten Tests oder eines verhauenen Referats. An jedem Montagmorgen ist sie äußerst nervös, in der Schule entspannt sie sich, unter der Woche schläft sie gut.

Das nächste Beispiel handelt von einer Frau, die immer vom Schlimmsten ausgeht, ihren Sorgen Glauben schenkt und sich in einem selbst herbeigeführten Erwartungsangstdauerzustand befindet.

Beispiel 3:

Gleich zu Anfang ihrer Therapiesitzung sagt Shakira, sie habe eine schreckliche Woche hinter sich, weil ihr ein Unheil drohte und sie mit dem Tod rechnete. Was sollte nur aus ihren Kindern werden? Wie würden sie ohne sie zurechtkommen? Sie habe eine Laboruntersuchung machen lassen und warte nun auf ihre Blutwerte, die sicher ganz schlecht ausfallen würden, weil sie unheilbar krank sei. Ihr graue schon vor dem nächsten Arzttermin in zwei Tagen. In der Woche darauf berichtet sie verlegen, dass alles normal sei – im Moment jedenfalls. Sie habe jedoch immer noch das Gefühl, unter einer nicht diagnostizierten Krankheit zu leiden. Wie sich herausstellt, ist dies ein konstantes Muster. Shakiras Fantasie und die beunruhigende Ungewissheit über ihren Gesundheitszustand hindern sie daran, die Tricks zu erkennen, mit denen ihre Erwartungsangst sie unentwegt hereinlegt.

Auch bevorstehende Reisen lösen gerne Erwartungsangst aus. Die Bilder, die dann heraufbeschworen werden, sind besonders abwechslungsreich. Bei dem folgenden Beispiel für fantasiebegabte Erwartungsangst spielen Flucht- und Ausweichpläne eine völlig überflüssige und dennoch angststeigernde Hauptrolle.

Beispiel 4:

Jamison muss mehr als einmal im Monat mit dem Auto weite Geschäftsreisen unternehmen. Die Tage vorher sind für ihn immer der reinste Horror. Er schaut täglich mehrmals den Wetterbericht, kann die Nacht vorher nicht schlafen und muss sich oft vor Abfahrt übergeben. Er macht sich Sorgen, dass sein Hundesitter krank wird und sich keiner um das Tier kümmert, obwohl das bisher noch nie vorgekommen ist. Er macht sich Sorgen, dass er eine Autopanne hat, dabei ist er Mitglied in zwei Automobilclubs und für besondere Notfälle noch in einem dritten. Er stellt sich vor, dass er wegen des hohen Verkehrsaufkommens zu spät kommt. Er stellt sich vor, dass er am Steuer einschläft. Um für alle Eventualitäten vorbereitet zu sein, erstellt er eine Liste aller Krankenhäuser auf seiner Route. Er findet sich langsam zu alt für den Job und überlegt zu kündigen. Doch kaum ist er auf der Straße – und das ist das Erstaunliche an der Sache –, hat er seine Angst ziemlich gut im Griff. Trotzdem lockert das nicht die Anspannung vor Reisebeginn.

Hier ist ein Beispiel für fantasiebegabte Angst im Gewand der fluktuierenden Vermeidung. Dieses Muster finden wir häufig bei Menschen, die sich besonders stark vor körperlichen Erkrankungen fürchten und deren Erwartungsangst schon durch eine flüchtige Bemerkung in der Arztpraxis in Gang kommt.

Beispiel 5:

Björn, 47, gesund und begeisterter Jogger, ist vor seinem 35. Lebensjahr schon dreimal erfolgreich Marathon gelaufen. Inzwischen hat er zwei kleine Töchter und macht sich Sorgen, er könne ernsthaft krank werden. Während einer Routineuntersuchung erwähnt seine Ärztin eine Herz-CT, um festzustellen, ob es Kalkablagerungen in den Arterien gibt. Es sei eine schnelle, nicht-invasive Untersuchung, der sich neuerdings immer mehr Leute unterziehen würden und die auch Björn irgendwann in den nächsten Jahren ins Auge fassen könnte. Es ist bloß ein Vorschlag – aber er versetzt ihn in Panik! Bisher hat er sich nur um Krebs, Hirntumore und HIV gesorgt, nie um sein Herz. Doch genau davor hat er jetzt Angst: dass er sich im fortgeschrittenen Stadium einer Herzkrankheit befindet. Björn macht einen Termin für die Untersuchung und sagt ihn im letzten Moment wieder ab, da er vor seinem inneren Auge schon jetzt die furchterregenden Bilder mit den Ergebnissen sieht. Weil er sich aber gleichzeitig schon kurz vor dem Herzinfarkt wähnt und an die lebensrettende Herz-CT denkt, macht er einen neuen Termin, um auch diesen wieder ein paar Stunden vorher abzusagen. So pendelt er hin und her zwischen Vermeidung und Angst, Angst und Vermeidung. Er fühlt sich inkompetent. Er sitzt in der Falle und kann nicht heraus. Er ist unfähig, einen Entschluss zu fassen und in Sorge, der Angststress könne einen tödlichen Herzinfarkt auslösen.

Wenn man wie Björn in der Klemme zweier unterschiedlicher Ängste steckt, bringt das Vermeiden keine Erleichterung.

Dass Vermeidungsversuche von Erwartungsangst motiviert werden, merkt man nicht immer. Man hat halt irgendwie vor etwas Angst und macht einen Bogen darum. Die folgenden zwei Beispiele zeigen eine Art der Erwartungsangst, bei der man etwas scheinbar zufällig, automatisch, ja, ohne erkennbaren Grund meidet.

Zufällige Fehler, Versäumnisse oder Unachtsamkeiten – oder ganz einfach Pech – gehen zuweilen, wie Sie am folgenden Beispiel sehen, auf einen unbewussten Wunsch nach Vermeidung zurück.

Beispiel 6:

Gus kommt wegen exzessiver Hypochondrie zur Therapie. Er will unbedingt zur jährlichen Routineuntersuchung, hat aber gleichzeitig Angst vor Ärzten und große Probleme mit Terminen. Einmal wunderte er sich bei der Anmeldung, dass sein Name nicht im Kalender stand. Dann stellte sich heraus, dass er sich in der Arztpraxis geirrt hatte und dort schon lange kein Patient mehr war. Ein anderes Mal kam er mit dem Türsummer nicht zurecht und deshalb nicht ins Haus hinein. Anzurufen und um Hilfe zu bitten, fiel ihm jedoch nicht ein. Inzwischen liegt seine letzte Untersuchung drei Jahre zurück und er macht sich große Sorgen, dass er wegen dieser Versäumnisse sehr krank sein könnte. Er sei halt ein Pechvogel, glaubt er, er habe halt Probleme mit Terminen und mache blöde Fehler. Dass es an seiner Erwartungsangst liegt, kann er sich nicht eingestehen.

Bei Gus tritt die Erwartungsangst in Form von Schusseligkeit und Irrtümern auf.

Fakt ist: Auch hinter mangelnder Konzentration, wenn man Dinge falsch macht, verschleppt und übersieht, kann sich Erwartungsangst verbergen.

Das Interessanteste beim nächsten Beispiel für fantasiebegabte Erwartungsangst ist die Art, wie der Betroffene leidet. Er fühlt sich einfach allgemein „krank“, was sich kurz vor einem wichtigen Termin zur Übelkeit steigert und hinterher überraschenderweise wie durch Zauberei gleich wieder verschwindet.

Beispiel 7:

José nahm an einem Improvisationstheaterseminar teil. Kurz vor seinem Auftritt vor echtem Publikum fühlte er sich richtig mies. Er hatte Kopfschmerzen, einen kratzigen Hals, ihm war schlecht und ihn fröstelte. Er war unentschlossen, ob er hingehen sollte oder nicht, maß wiederholt seine Temperatur, doch die war normal. Fieber, so hoffte er beinahe, hätte die Sache geregelt. Seine Unruhe hatte damit zu tun, dass er Mühe hatte zu entscheiden, ob er trotzdem hingehen oder aber zu Hause bleiben sollte. Er merkte nicht, dass die „Krankheit“ in Wirklichkeit Erwartungsangst war, die wahrscheinlich abflauen würde, sobald er erst einmal vor Ort und mitten im Geschehen war.

Von Erwartungsangst erfüllt täuschte Josés Körper Krankheit vor.

Fakt ist: Erwartungsangst kann sich wie eine akute Krankheit anfühlen, die sich wie durch Zauberhand bessert, sobald die gefürchtete Sache vorüber ist.

Erwartungsangst kann sich bei der Vorstellung von zukünftigen Katastrophen auch wie ein schlechtes Gewissen anfühlen oder wie unerträgliche Verantwortungslosigkeit.

Beispiel 8:

Sandy las einen Artikel über den Klimawandel als Ursache für eine unsichere Ernährungslage und deren Auswirkungen auf die globale Migration in den kommenden Jahrzehnten. Anschließend konnte sie nicht schlafen. Immer wieder stellte sie sich vor, wie sie mit einem kleinen, unterernährten Kind auf dem Arm durch eine heiße, trockene Landschaft wanderte. Hunger und Armut waren eine Gewissheit. Sie beschloss, von der Schule abzugehen und ihr Leben dem Kampf gegen den Klimawandel zu widmen, bekam dann aber Gewissensbisse. Es war verantwortungslos, das Geld ihrer Eltern dermaßen zu verschwenden. Eine schwere Last lag auf ihre Brust, nahm ihr die Luft. Bei jedem Gedanken, dass es ihr wahrscheinlich viel besser ergehen wird als anderen, bekommt sie Schuldgefühle.

Hier ist noch ein typisches Beispiel, wie man fantasiebegabte Erwartungsangst bekommt: als Reaktion auf die Erkenntnis, dass etwas Schlimmes hätte passieren können, obwohl dem nicht so war.

Beispiel 9:

Hilda, 89 und Witwe, lässt sich ihre Lebensmittel liefern und nutzt bei Bedarf einen Fahrdienst. Sie ist stolz auf ihre Selbstständigkeit. Sie kocht selber und kriegt ihre alltäglichen Angelegenheiten geregelt, auch ihre finanziellen und die nicht weiter nennenswerten medizinischen. Kürzlich jedoch stolperte sie über einen Badezimmervorleger, fiel in die Dusche und verrenkte sich den Knöchel. Sie rief ihre Tochter an, wollte aber keinen Notarzt. Stattdessen humpelte sie am Stock durch ihre Wohnung, bis sie wieder normal gehen konnte. Zu ihrer eigenen Überraschung muss sie immer wieder daran denken, dass sie sich hätte ernsthaft verletzen können und hat nun richtig Angst zu stürzen. Sie stützt sich an Möbeln und Wänden ab und wird nervös, wann immer sie aus dem Haus muss. Sie trägt nur noch extra stabile Gesundheitsschuhe. Obwohl die eigentliche Verletzung nicht weiter tragisch war, hat sich Hildas Einstellung zum Thema eigenständige Mobilität völlig gewandelt. Sie fühlt sich mit einem Mal alt und verwundbar und das ist ihr peinlich. Die Was-wenn-Gedanken ihrer Erwartungsangst machen sie superwachsam, immer auf der Hut vor dem nächsten Unglück.

1.7.2 Im Gedächtnis verankert

Im Gedächtnis verankerte Erwartungsangst ist eine konditionierte Reaktion auf die Erinnerung an eine Panikattacke oder extrem hohe nervliche Anspannung. Es handelt sich weniger um ein Fantasieprodukt, sondern vielmehr um eine lebhaft in Erinnerung gebliebene, tatsächlich erlebte anstrengende Situation, die im Nachhinein mit Angst assoziiert wird. Somit ist diese Reaktion konditioniert und erfolgt meist automatisch. Hatten Sie beispielsweise vor x Jahren eine Panikattacke in einem Aufzug, kann die Erinnerung daran – obwohl es so lange her ist – sehr lebhaft sein und schon bei der Erwägung, in einen Aufzug zu steigen, Angst auslösen. Automatisch schrecken Sie innerlich davor zurück und wollen sich lieber nicht erneut in diese Situation bringen, als ob alle Aufzüge dieser Welt Ihnen gefährlich werden und wieder diese schreckliche Angst hervorrufen könnten. Und obwohl sie schon zigmal ohne besondere Vorkommnisse damit gefahren sind, bleibt das so. Hartnäckig. Ist der Zusammenhang mit dem früheren Erlebnis nicht bewusst, kann sich die fest im Gedächtnis verankerte Erwartungsangst als körperliches Symptom manifestieren.

So kann ein verpatztes Referat in der fünften Klasse später im Erwachsenenleben allgemein in jeder Situation seinen Nachhall finden, in der man im Rampenlicht steht oder sich um das Urteil anderer Leute sorgt. Man braucht nur den Mund bei einer Besprechung aufzutun und schon ist die Erinnerung an das Jahrzehnte zurückliegende beschämende Unglückserlebnis da und löst Erwartungsangst aus. Diese ist gängig bei Panikstörungen, allen Arten von Phobien, Leistungs- und Sozialängsten.

Beim ersten Beispiel tritt die im Gedächtnis verankerte Erwartungsangst eine innere Debatte los, ob man an den Ort einer Panikattacke zurückkehren soll oder lieber nicht, und verstärkt ganz nebenbei die Angst davor.

Beispiel 1:

Myra, eine junge selbstständige Ingenieurin, hat schreckliche Angst davor, auf Brücken in Panik zu geraten. Vor zwei Jahren fuhr sie mit dem Auto zu einem Freund, als ihr ganz komisch wurde. Sie spürte eine Enge in der Brust und Herzrasen. Das ist wohl nur die Müdigkeit, sagte sie sich und fuhr weiter, doch als sie eine lange Brücke erreichte, fiel ihr ein, dass sie dort im Notfall nicht am Straßenrand anhalten konnte. Sie hatte eine Panikattacke, wie sie im Buche steht, ihre erste. Und obwohl es die einzige blieb, fühlt sie sich davon verfolgt und ist nie wieder auf einer Brücke gewesen. Sie sitzt in der Zwickmühle, weil sie den Freund nur besuchen kann, wenn sie über diese Brücke fährt, und langsam gehen ihr die Ausreden aus. Sie kann nicht schlafen. Immer wieder stellt sie sich die peinliche Szene vor, wie sie mitten auf der Brücke am Straßenrand anhält, einen Stau verursacht, hyperventiliert und für verrückt gehalten wird.

Manchmal sind Erwartungsangst auslösende Erinnerungen an unangenehme Situationen mit Erinnerungen an Körperempfindungen gepaart, etwa wie beim nächsten Fallbeispiel durch das Gefühl eines vollen Magens. Aber auch die anderen Sinne – Sehen, Hören, Riechen und Schmecken – können Reize aussenden.

Beispiel 2:

Shantee hat als Kind eine Lebensmittelvergiftung gehabt und seitdem Angst, sich zu übergeben. In der Schule fürchtete sie sich davor, dass ihr das im Unterricht passieren könnte und wollte nicht mehr hin. Heute ist sie erwachsen, aber sie achtet noch immer darauf, sich nicht satt zu essen, weil sie diese Empfindung mit einem Brechanfall verbindet. Muss sie nach einem üppigen Essen Auto fahren, wartet sie, bis ihr Magen sich nicht mehr so voll anfühlt.

Wenn jemand generell alle Situationen fürchtet und meidet, bei denen er oder sie sich eingeengt oder beurteilt fühlt, dann hat sich die Erwartungsangst verallgemeinert. Sie kann aber auch im Gegenteil ganz spezifisch sein. Es folgt das Beispiel eines Mädchens, das vor manchen Zusammenkünften mit anderen Menschen Erwartungsangst hat und vor anderen nicht.

Beispiel 3:

Amy, 10, hat kein Problem damit, zur Schule zu gehen und auch nicht, sich mit ein oder zwei Freund:innen zum Spielen zu treffen, im Gegenteil: Sie freut sich darauf. Treffen in größerem Rahmen, etwa Partys, lösen bei ihr interessanterweise Erwartungsangst aus. So bleibt sie vor einem Haus voller Menschen im Auto sitzen oder bekommt kurz vor Geburtstagsfeiern „Bauchschmerzen". Sie habe das, vermutet ihr Vater, seit einer Feier im letzten Jahr, wo der ältere Bruder eines anderen Mädchens sie hänselte. Wenn es jetzt Zeit ist aufzubrechen, fängt sie an zu maulen und zu krakeelen. Oder sie geht hin, bleibt aber allein vor der Tür wie angewurzelt stehen, statt zu klingeln und sich dazuzugesellen. Diese Aversion gegen große Menschengruppen hat sie unabhängig davon, ob ihre Familie dabei ist oder nicht. Woran es liegt, kann sie nicht erklären.

Natürlich kommen Kinder nicht zu uns und sagen, sie hätten Erwartungsangst. Sie zeigen es vielmehr in ihrem Verhalten. Bei Amy handelt es sich wahrscheinlich um eine gar nicht so seltene Kombination der Varianten „fantasiebegabt“ und „im Gedächtnis verankert“.

1.7.3 *Traumabedingt*

Traumabedingte Erwartungsangst ist eine automatische Reaktion auf äußerst schmerzhafte, furchterregende oder kränkende Erlebnisse oder die Erinnerung daran. Diese Variante beruht nicht auf einem vorgestellten, sondern auf einem realen Trauma, das in der Vergangenheit liegt, in der Gegenwart jedoch übertriebene Angst auslöst, etwa wenn jemand, der vor Jahren von einem Verwandten misshandelt wurde, auf ein Familientreffen geht und ihm schrecklich davor graut, weil ihm der Betreffende wahrscheinlich begegnen wird. Obwohl er eigentlich nicht unbedingt mit ihm ins Gespräch kommen muss, löst schon der Gedanke daran die Vorahnung unangenehmer Gefühle aus.

Die Befürchtung, mit einem Traumatrigger in Kontakt zu kommen, kann ein normales Unbehagen zu entsetzlicher Angst aufbauschen. Bei dem folgenden Beispiel wurde Enzo vor einem Klassentreffen von „purer Panik“ ergriffen, weil er von traumatischen Erinnerungen überflutet wurde, die seine Erwartungsangst steigerten.

Beispiel:

Enzo wuchs in einem ärmeren Stadtviertel Bostons auf und ging auf eine christliche Schule mit ausgesprochen sadistischem Personal. In der achten Klasse war es am schlimmsten. Ein Lehrer hatte es besonders auf Enzo abgesehen. Er demütigte und drangsalierte ihn regelmäßig, und diese Angst ist Enzo lebhaft im Gedächtnis geblieben. Als er 25 Jahre nach seinem Schulabschluss eine Einladung zur Jubiläumsfeier seines Jahrgangs erhielt, schnellte seine Erwartungsangst in die Höhe, doch er war fest entschlossen hinzugehen. Er würde sich Mut antrinken und vorher ein, zwei Gläschen herunterkippen. Außerdem traf er allerhand Fluchtvorkehrungen, unter anderem zog er die Möglichkeit in Erwägung, sich beizeiten vom Acker zu machen. So schärfte er seiner Frau ein: Sollte er tatsächlich auf den fiesen Lehrer von damals stoßen, müssten sie die Feier eventuell sofort verlassen. In letzter Zeit träumt er schlecht. In seinen Albträumen wird er von einer gesichtslosen Gestalt heruntergemacht und ausgeschimpft.

1.7.4 Durch Sensibilität verstärkt

Wie Sie gesehen haben, kann eine hyperaktive Vorstellungskraft äußerst furchterregend sein, besonders, wenn man ihr ganz allein ausgesetzt ist und sie sich ungestört auf düstere Aussichten konzentrieren kann. Dies betrifft vor allem Menschen, die sich ihren Befürchtungen so ausgeliefert und unterlegen fühlen, dass sie überzeugt sind, „Zustände zu kriegen", wenn es hart auf hart kommt. Angstsensibilität ist eine diffuse Angst vor Ängsten und nervlichen Belastungen. Sie beruht auf der Annahme, dass man mit körperlichen und seelischen Erregungszuständen generell nicht fertig wird, und führt zu starker Verunsicherung in bestimmten Situationen. Man fühlt sich diesen überhaupt nicht gewachsen, kommt sich äußerst inkompetent vor und traut sie sich infolgedessen nicht mehr zu. Dies geschieht häufig im Zusammenhang mit Dingen, die neu oder aufregend sind oder eine besondere Herausforderung darstellen. Man fürchtet sich auch hier nicht nur vor der Situation, sondern auch vor der erwarteten Angst. Derart sensibilisierte Menschen denken: „Was ist, wenn ich das nicht aushalte?" Oder: „Was ist, wenn ich mir vor lauter Angst nicht zu helfen weiß und überfordert bin?" Frühere Erfolge im Umgang mit Neuem und Ungewohntem werden übersehen, kleingeredet oder wegargumentiert.

Beispiel 1:

Nia hat eine solche Angst vor der Angst, dass sie keine Nacht allein verbringen kann.

Muss ihr Mann auf Geschäftsreise, begibt sie sich sofort auf die Suche nach einer Freundin „für alle Fälle" und einer weiteren als „mögliche Ersatzfreundin für alle Fälle", sollte etwas passieren, wobei sie deren Hilfe braucht. In ihrer Vorstellung stürzt sie, wird krank, hört seltsame Geräusche draußen oder es fällt der Strom aus. Zur Beruhigung trägt sie immer ihr Handy bei sich, auch im Haus. Am liebsten würde sie sich ein medizinisches Notfallgerät für Senioren um den Hals hängen, aber das ist ihr peinlich, weil sie erst 39 und gesundheitlich nicht vorbelastet ist – und außerdem schimpft ihr Mann sowieso schon mit ihr.

Im nächsten Beispiel geht es um eine Frau mit einer unüberwindbaren Angst vor Sozialangst. Da sie alle Situationen meidet, in denen sie gedemütigt werden oder sich extrem beunruhigen und Panik kriegen könnte, kommt sie sich vor wie eine Rabenmutter und hat ein schlechtes Gewissen. Doch eigentlich gründet ihre Befürchtung, dieser Aufgabe nicht gewachsen zu tun, auf einem Mangel an Selbstbewusstsein und Selbstsicherheit.

Beispiel 2:

Natalia und ihr Mann stammen ursprünglich aus Belarus. Sie spricht fließend Englisch mit Akzent. Seit ihre siebenjährige Tochter zur Schule geht, schreckt Natalia vor jeder Begegnung mit anderen Müttern zurück. Sie ist von Natur aus schüchtern, schämt sich wegen ihres Akzents und leidet dazu noch unter Panikattacken, die sie zu kaschieren versucht und vor denen sie sich fürchtet. Deshalb hat sie Angst vor anderen Menschen und geht ihnen aus dem Weg, auch den Eltern der anderen Schüler:innen. Infolgedessen hat ihre Tochter keine Freund:innen und fragt immer wieder, warum sie als Einzige in ihrer Klasse niemanden zum Spielen hat.

Nia und Natalia reagieren beide besonders sensibel auf Angst, d. h., sie haben Angst vor der eigentlichen Angst. Sie fürchten sich nicht nur vor der seelischen Erfahrung, sondern auch vor den körperlichen Symptomen von Panikattacken und extremer nervlicher Anspannung. In Kapitel 3 werden wir ausführlicher darauf zurückkommen.

Fakt ist: Erwartungsangst wird von einer Sensibilität für Angst verstärkt.

1.7.5 *Stimmungsabhängig*

Die letzte Art der Erwartungsangst tritt bei biologisch bedingten Stimmungsschwankungen auf, etwa bei depressiven Schüben, während einer Erkrankung oder nach einer Geburt, wenn die hormonale Umstellung und Schlafmangel so kontaktscheu machen, wie man es gar nicht von sich kennt. Gerade Depressionen sind echte Begeisterungskiller. Worauf man sich normalerweise freut, löst richtiggehend Unlust und womöglich auch Erwartungsangst aus. Wenn Sie sich von anderen zurückziehen, das Gefühl haben, nicht Sie selbst zu sein, nicht wie sonst funktionieren zu können oder zu Konzentrationsschwierigkeiten und Antriebslosigkeit neigen, dann liegt es nahe, dass Sie vor Verpflichtungen, Begegnungen, ja selbst vor Lieblingsbeschäftigungen Erwartungsangst haben. Diese wird nachlassen, wenn die zugrundeliegende Störung behandelt wird und Ihr gewohntes Selbstbewusstsein wiederhergestellt ist.

Bei starken Depressionen glauben selbst zufriedene und zuversichtliche Menschen, dass ihnen alles über den Kopf wächst. Im ersten Beispiel für stimmungsabhängige Erwartungsangst hat jemand infolge einer klinischen Depression das Gefühl, „nicht mehr er selbst zu sein" und zieht sich von anderen zurück.

Beispiel:

Kevin leidet unter depressiven Schüben. Wenn es ihm gut geht, kann er auf andere zugehen und auf der Arbeit die Führungsrolle übernehmen. Er ist beliebt und bleibt im Gegensatz zu anderen auch bei Stress gelassen. Dass er psychisch krank ist, weiß nur seine Frau. In letzter Zeit lässt die Wirkung seiner Antidepressiva nach. Er fühlt sich wie gedrosselt, viel langsamer als sonst, kann sich nicht konzentrieren, schläft schlecht und hat abgenommen. Seit der Corona-Pandemie ist er im Home-Office und schafft seine Arbeit kaum noch. Er fühlt sich wertlos. Mit Bangen sieht er den Tag näherrücken, da er wieder ins Büro muss und denkt: „Wenn ich so, in diesem Zustand, hingehe, wird jeder wissen, dass etwas mit mir nicht stimmt, meine Arbeit wird mir über den Kopf wachsen, ich bin so abgekapselt, so inkompetent." Obwohl das Datum für seine Rückkehr ins Büro noch nicht feststeht und er ein neues Medikament nimmt, das gut wirkt, ist er voller Erwartungsangst und überlegt, sich krankschreiben zu lassen, allerdings nicht wegen einer psychischen Störung, sondern wegen Migräne.

Fakt ist: Erwartungsangst kann fantasie-, erinnerungs-, trauma-, sensibilitäts- oder stimmungsbedingt sein.

Selbstverständlich reichen diese Beispiele nicht aus, um die Arten der Erwartungsängste in ihrer ganzen Bandbreite zu veranschaulichen, doch immerhin haben Sie nun eine Ahnung davon, wann und wie Sie Dinge offensichtlich vermeiden oder den Drang dazu verspüren.

WIE SIEHT DAS BEI IHNEN AUS?

Wie und woran können Sie erkennen, wann Sie Erwartungsangst haben? Denken Sie an Situationen, in denen Sie vor etwas zurückgescheut sind, wo Sie etwas Schwieriges entscheiden oder durchstehen mussten und vorher überflüssige Qualen ausgestanden haben. Nehmen Sie sich Zeit. Können Sie sagen, wann Sie vor Angst etwas, das Sie eigentlich tun wollten, nicht getan haben oder nicht tun konnten? Nehmen Sie sich eine Woche lang vor, täglich darüber nachzudenken, welche Umstände bei Ihnen Erwartungsangst auslösen. Sehen Sie, welche Rolle die Unfähigkeit, sich zu entscheiden, dabei spielt? Spüren Sie, wie Sie Dinge vermeiden beziehungsweise den Drang danach?

Zusammenfassung

Dies war eine Einführung in das Phänomen der Erwartungsangst – eine klar erkennbare und separate Komponente der Angst, die bei fast allen beunruhigenden Erlebnissen eine Rolle spielt. Wir haben gezeigt, wie sie Ihnen vorgaukelt, eine Vorbotin Ihrer Zukunft zu sein. Wir haben eine über den Daumen gepeilte Einschätzung abgegeben, wie weit verbreitet sie ist. Wir haben beschrieben, wie Erwartungsangst im Lauf des Lebens auftritt und wie sie meistens erlebt wird. Wir haben uns angeschaut, wie man sie durch Unentschlossenheit am Laufen erhält und verstärkt. Wir haben außerdem untersucht, wie sie im echten Leben aussieht.

Wenn Sie die Vorangst erkennen, schärft das auch Ihren Blick für den Vermeidungsaspekt, dessentwegen sie andauert. Ein Bewusstsein für die Auswirkungen rüstet Sie dafür aus, jene Hindernisse zu überwinden, die Sie davon abhalten, so zu leben, wie Sie leben wollen.

2. Chronische Unentschlossenheit: Pest oder Cholera? Die Qual der Wahl

Unentschlossenheit bedeutet, am Scheideweg zu stehen und nicht weiterzukommen, weil man sich für keine Richtung entscheiden kann. Sie ist chronisch, wenn das regelmäßig der Fall ist, ob im Kleinen und Belanglosen („Welchen Film soll ich anschauen?", „Welche Sorte Müsli soll ich kaufen?") oder im Großen und Folgenschweren („Soll ich sie wirklich heiraten?", „Kaufe ich dieses Haus oder jenes?"). Chronische Unentschlossenheit ist die Gewohnheit, Entscheidungen auszuweichen, manchmal bemüht, beunruhigt und bewusst, manchmal unbewusst. Oft besteht chronische Unentschlossenheit zu weiten Teilen aus Erwartungsangst und feuert diese an (siehe Kapitel 1). Davon betroffen sind gern auch Menschen mit Aufschieberitis und Perfektionismus oder eben auch mit Zwangsstörungen. Dieses Kapitel beschäftigt sich mit chronischer Unentschlossenheit in ihrem ganzen Facettenreichtum.

Chronische Unentschlossenheit kann etwa so aussehen:

Beispiel:

Carol ist es schon immer schwergefallen, unter verschiedenen Möglichkeiten auszuwählen. Als ihr Wasserboiler kaputtging und sie einen neuen brauchte, konnte sie sich für keine Marke entscheiden. Dann funktionierte ihr Herd nicht mehr und sie schwankte zwischen Gas und Elektro. So hatte sie monatelang weder Heißwasser noch eine Kochgelegenheit. Sie verbrachte Stunden auf der Suche nach den „richtigen" Geburtstagsgeschenken für ihre Kinder, und doch bekamen sie selten welche. Ständig verspätete sie sich, weil sie nie wusste, was sie anziehen sollte. Sie wollte eine andere Wohnung, konnte aber trotz intensiver Suche irgendwie nicht die passende finden. Also blieb die vierköpfige Familie in der kleinen Dreizimmerwohnung, obwohl genug Geld für eine größere da war. So viele verpasste Gelegenheiten, über die Carol nachgrübelte, ohne je den Kreislauf durchbrechen zu können. Sie litt an chronischer Unentschlossenheit.

Finden Sie sich in Carols Geschichte wieder? Falls ja, dann stehen auch bei Ihnen Zweifel an erster Stelle, weil Sie keine Gewissheit haben, welche Entscheidung wohl die „richtige" ist. Oder Sie stecken prinzipiell in der Zwickmühle, schieben Dinge hinaus, vergessen oder meiden sie, weil immer die Möglichkeit besteht, dass Ihr Entschluss fatale Folgen hat, Sie in die falsche Richtung oder gar in eine Falle führt und dass Sie sie bereuen. Unter chronischer Unentschlossenheit leiden häufig Menschen mit Zwangsstörungen, generalisierter Angst oder Depressionen. Sie wird zur Gewohnheit, zu einer Art Lebensstil oder Handlungsmodus. Wie bei Erwartungsangst wirkt das endlose Wälzen von Gedanken und Zukunftsfantasien lähmend und macht handlungsunfähig. Im Unterschied zu ihr ist chronische Unentschlossenheit aber zu weiten Teilen kaum oder gänzlich unbewusst.

Fakt ist: Chronische Unentschlossenheit ist die wiederkehrende Neigung, Entscheidungen zu vermeiden und in der Zwickmühle zu stecken.

2.1 Nicht mehr normale Unentschlossenheit

Die Scheu vor Entscheidungen – großen und kleinen – ist in verschiedenen Lebenssituationen völlig normal. Irgendwann gelangt jeder Mensch an diesen Punkt, wo er scheinbar unfähig ist, eine Wahl zu treffen. Wem ist das nicht schon passiert? Es ist normal – manchmal ist man sich halt unsicher oder verfügt nicht über alle notwendigen Informationen und vertagt die Entscheidung. Man ist nicht gleich chronisch unentschlossen, nur weil man an einem Scheideweg stehenbleibt. Irgendwann entscheidet man sich und dann geht es weiter. Chronisch Unentschlossene hingegen tun dies nicht, sie befinden sich ständig in diesem Zustand der Entscheidungslosigkeit. Wir sprechen hier von einer generellen Neigung, einem Stil.

Manche chronisch Unentschlossene scheinen in allen Lebenslagen wie gelähmt, andere nur in bestimmten. So kann jemand beispielsweise im Beruf gradlinig und entschlossen auftreten, in Liebesdingen jedoch vage bleiben, unfähig, sich auf eine feste Beziehung einzulassen. Oder jemand weiß genau, was in der Elternrolle tagein tagaus zu tun ist, leidet aber unendliche Qualen bei der Wahl des Frisörs oder des Urlaubsziels.

Da chronische Unentschlossenheit keine diagnostische, forschungsgestützte Kategorie ist, können wir keine statistisch verlässlichen Angaben zur Anzahl der Betroffenen machen. Viele glauben, es sei ihre „Persönlichkeit" und sagen, sie seien „halt so". Sie haben ein negatives Selbstbild und suchen keine Hilfe. Das ist ausgesprochen schade, weil es effektive Möglichkeiten im Umgang mit diesem Problem gibt. Außerdem kann diese Art der Lähmung auch ein Aspekt einer anderen Störung sein – z. B. einer Angst- oder Zwangsstörung – die erfolgreich behandelt werden kann. Chronische Unentschlossenheit ist kein konstantes Persönlichkeitsmerkmal, sondern ein veränderbares Verhaltensproblem. Und wie Sie als Nächstes sehen werden, ist sie von Mensch zu Mensch unterschiedlich.

Fakt ist: Chronische Unentschlossenheit ist kein konstantes Persönlichkeitsmerkmal, sondern ein veränderliches Verhaltensproblem.

2.2 Vier Arten, um Entscheidungen herumzukommen

Obwohl jeder Fall von chronischer Unentschlossenheit durch seine eigenen individuellen Muster und sensiblen Bereiche anders gelegen ist, kristallisieren sich vier Hauptarten heraus, Dinge unentschieden zu lassen. Achten Sie einmal darauf, auf welche Weise Sie das machen. Wahrscheinlich haben auch Sie Ihre persönliche Note.

2.2.1 *Dinge verschieben und verschleppen*

Wer etwas aufschiebt, weiß eigentlich, was zu tun ist, setzt es aber vorerst nicht in die Tat um.

Beispiel 1:

Assad will unbedingt auf ein bestimmtes College gehen und muss sich innerhalb einer festgesetzten Frist um einen Studienplatz bewerben. Aber er fängt noch nicht gleich damit an, weil es die Fahrradsaison ist und er als passionierter Radler erst einmal damit beschäftigt ist. Als er sich irgendwann in sein Online-Bewerbungsformular einloggt, surft er nebenbei wie von selbst auf diversen Fahrrad-Webseiten herum, überlegt, welche neuen Teile er gebrauchen könnte und malt sich aus, wie toll es sich damit radeln lässt. Die Abgabefrist rückt immer näher, der Druck wächst, da erfährt Assad, der außerdem noch ein Fan von Computerspielen ist, von einer brandneuen Version seines Lieblingsspiels. Er kauft es sich und kann nicht mehr aufhören zu spielen. Eine Nacht vor Ablauf der Frist bestehen seine Eltern darauf, dass er seine Bewerbung fertigmacht und er schafft es tatsächlich auf den allerletzten Drücker. Vor Prüfungen verfährt er nach haargenau demselben Muster.

Etwas zu verschleppen heißt im Grunde, vor der Entscheidung zu kneifen.

Beispiel 2:

Um ein besserer Verkäufer zu werden, nahm Tapani an einem Trainingsprogramm teil. Für das Zertifikat, das er jahrelang vor sich hergeschoben hatte, musste er innerhalb von sechs Monaten zwölf kurze Vorträge halten. Fünf Monate vergingen, ohne dass er einen einzigen fertigbrachte, weil er sich weder auf das Thema noch auf den Termin festlegen konnte. Am Ende hielt er alle Vorträge innerhalb von nur drei Wochen.

Dinge zu verschleppen ist bei ihm zum Muster geworden. Als er sich zwischen zwei Stellungsangeboten entscheiden musste, ging es ihm genauso. Er zögerte so lange, bis beide Stellen schon besetzt waren. Und auch die Chance zur Beförderung verpasste er, weil er seine Leistung nicht definitiv einstufen konnte.

2.2.2 *Aktiv ausweichen (= den Kopf in den Sand stecken)*

Hier macht man um alles, was eine unbequeme Entscheidung betrifft, einen großen Bogen und tut so, als stünde sie nicht an.

Beispiel:

Aphrodite ist Geschäftsführerin eines erfolgreichen Kleinunternehmens, die erste Selbstständige in ihrer weitverzweigten Familie, zu der sie seit Jahren ein angespanntes Verhältnis hat.

Ihre jüngere Schwester zettelt einen regelrechten Geldstreit mit ihr an, hinterlässt wütende Nachrichten auf dem Anrufbeantworter, schickt ihr Mails und SMS. Aphrodite reagiert nicht. Eines Tages bekommt sie eine E-Mail von dem Anwalt der Schwester mit der Aufforderung, sie solle sich ebenfalls anwaltlich vertreten lassen. Doch auch darauf geht Aphrodite nicht ein. Sie beginnt eine Therapie. Dort erzählt sie, sie habe im Zusammenhang mit diesem Konflikt inzwischen schon mehr als 200 E-Mails bekommen – alle bisher ungelesen. Sie kann sich nicht entscheiden, ob sie nachgeben oder sich wehren soll. Also steckt sie den Kopf den Sand.

2.2.3 *Vergessen*

Wenn man sich einer Sache nur gerade so bewusst ist, kann man sie auch vermeiden, indem man sie „praktischerweise vergisst". Und rein zufällig tut man das immer wieder – bis es zu einem Muster wird.

Beispiel:

Matthews Haschischkonsum ist besorgniserregend. Trotzdem ist er sich uneins, ob er aufhören soll. Es gibt Tage, da ist er dazu bereit oder wenigstens dazu, sich einzuschränken, und Tage, da ist er es nicht. Er hat sich einverstanden erklärt, eine Therapie zu machen, geht dann aber nicht hin. Er trägt die Termine in seinen Handykalender ein, vergisst, sie zu aktivieren und stellt erst im Nachhinein fest, dass er es einfach „vergessen" hat. Und wenn er hingeht, erinnert er sich nach der Sitzung nicht an seine Therapiehausaufgaben, hat sie einfach nicht auf dem Schirm. Er beschließt, einen Monat lang nicht zu kiffen, vergisst dann seinen Entschluss aber wieder und dreht sich einen Joint.

2.2.4 *Offene Hintertüren*

Entscheidungen, die man potenziell rückgängig machen oder revidieren kann, von denen man wieder zurücktreten oder absehen kann, sind nur vorläufig und ermöglichen endlose unverbindliche Überlegungen.

Beispiel:

Seit zwei Jahren sucht Karen nach einer perfekten Armbanduhr. Sie kauft eine, bringt sie zurück, kauft eine andere, und immer so weiter, eine nach der anderen. Natürlich tätigt sie ihre Käufe nur, wenn sie ein Umtauschrecht hat oder ihr Geld zurückbekommen kann. Die eine Uhr ist zu schrill, die andere langweilig, die nächste wirkt angeberisch, die folgende ist zu unauffällig. Oder Karen wird von Gewissensbissen geplagt: Wie kann sie sich eine Uhr leisten, während andere Menschen auf der Welt hungern? Manchmal bringt sie die Uhr zurück, weil sie den Kauf unüberlegt findet oder sie schaut sich immer wieder ein bestimmtes Modell im Internet an, ohne es je zu bestellen. Schließlich findet sie, dass Armbanduhren eh aus der Mode gekommen seien, heutzutage habe doch jeder ein Handy – und dann entscheidet sie sich wieder um. Sie ist noch immer auf der Suche.

Fakt ist: Verschieben und verschleppen, aktiv ausweichen, vergessen sowie offene Hintertüren sind Sackgassen.

Solange man keine Entscheidung trifft, steckt man auf die eine oder andere Art – oder auch auf mehrere gleichzeitig – in der Zwickmühle. Manchmal vermeidet man die Angst bewusst, manchmal unbewusst, aber leidvoll.

2.3 Gründe für chronische Unentschlossenheit

Chronische Unentschlossenheit kann auf verschiedenste Probleme zurückgehen. Handelt es sich um Erwartungsangst, lösen düstere Zukunftsfantasien, die Sie selbst heraufbeschwören, eine Art Lähmung aus, das Gefühl, „zur Salzsäule zu erstarren" oder „in der Zwickmühle festzustecken", um sich so vor Niederlagen, Verlusten, Beschämungen oder anderen Qualen zu wappnen.

Es gibt sechs Variationen chronischer Unentschlossenheit, die wir Ihnen nun anhand individueller Beispiele vorstellen möchten:

1. Potenzielle Risiken meiden,
2. Bloß nicht „falsch" entscheiden,
3. Unbedingt das Beste wählen (alias Paralyse durch Analyse),
4. Es muss „richtig" sein,
5. Nichts verpassen,
6. Begründete Unentschlossenheit.

Vergessen Sie jedoch nicht, dass die Gewohnheit, sich nicht zu entscheiden – in der Zwickmühle steckenzubleiben – praktisch jeden Lebensbereich erfassen kann, den Kauf einer Glückwunschkarte ebenso wie die Heirat, das Ausfüllen eines Fragebogens ebenso wie den Umzug in ein anderes Land, die Wahl eines Sitzplatzes ebenso wie die des Studienfachs. Diese Liste ist längst nicht vollständig, sondern umfasst nur einige typische Beispiele. Behalten Sie außerdem im Hinterkopf, dass manche Menschen nicht in einer einzigen Zwickmühle stecken, sondern in mehreren gleichzeitig.

2.3.1 *Potenzielle Risiken meiden*

Auch diese Form der chronischen Unentschlossenheit hat mit Erwartungsangst zu tun: Jede Entscheidung löst schon vorher Angst aus – ein Risiko, das man vermeiden will. Das zeigt sich beispielsweise in der Unfähigkeit, Arzttermine zu vereinbaren oder sich Herausforderungen zu stellen, Projekte durchzuziehen oder Verantwortung zu übernehmen. Und wenn dann doch eine Entscheidung getroffen wird, wird sie ständig neu überdacht, oder man lässt sich bei jeder Zusage ein Hintertürchen offen, etwa mit den Worten: „Schreib mir doch kurz vorher eine SMS und ich schaue, ob mir das in den Kram passt." Oder: „Schauen wir mal, wonach mir dann ist." Oder: „Kann sein, dass ich mich wieder umentscheide." Diese Art chronische Unentschlossenheit kann für Freunde und Familie höchst frustrierend sein, weil sie fast nie eine verbindliche Aussage bekommen und häufig kurz vor knapp mit Absagen und Planänderungen rechnen müssen. Haben auch Sie vielleicht schon den Ruf, unzuverlässig, rücksichtslos oder gar egoistisch zu sein?

Beispiel:

Sämtliche Risiken auszuschließen ist unmöglich und jeder Versuch in diese Richtung kann dazu führen, dass man wichtige Fristen versäumt. Camila, eine alleinerziehende Mutter, mag ja nur das Beste für ihre 17-jährige Tochter Fernanda wollen, doch mit ihrer Unentschlossenheit setzt sie sie noch größeren Gefahren aus. Auch wenn sie es sich noch so sehr wünscht: Eine risikofreie Entscheidung ist ein Ding der Unmöglichkeit.

Als Fernanda zwölf war, empfahl der Kinderarzt, sie mit dreizehn oder vierzehn gegen einen bei Frauen häufigen Krebs impfen zu lassen. Etliche Recherchen, die Camila unternahm, ergaben sowohl Vor- als auch Nachteile. Ihr einziges Ziel war, Fernanda vor Gefahren zu schützen, doch sie blieb unschlüssig. Gleichwohl der Arzt sie drängte und sagte, „die Vorteile überwiegen die Risiken bei weitem", hatte Camila keine Gewissheit. Also zögerte sie die Entscheidung immer weiter hinaus. Mit zunehmendem Alter lässt die Wirksamkeit des Impfstoffs stark nach, und inzwischen ist Fernanda siebzehn, doch Camila hadert immer noch, ob ihre Tochter geimpft werden soll oder nicht.

2.3.2 Bloß nicht „falsch" entscheiden

Bei der zweiten Art erwartungsangstbedingter chronischer Unentschlossenheit will man jede „falsche" Entscheidung vermeiden, weil man sich vorstellt, dass man sie später bitter bereut oder sich in eine unhaltbare, ausweglose Situation hineinmanövriert. Man darf absolut keinen Fehler machen, weder bei schwerwiegenden – wie etwa auf die falsche Uni zu gehen oder mit der falschen Person eine lebenslange Bindung einzugehen – noch bei Bagatellen, wie etwa ein vom Umtausch ausgeschlossenes Kleidungsstück zu kaufen, das womöglich irgendwann doch nicht so ganz gefällt.

Beispiel 1:

Einer Single-Frau, die unbedingt ein Kind haben wollte, aber ständig hin- und herschwankte, was am besten sei: eins adoptieren, sich künstlich befruchten lassen oder einen Partner mit kleinen Kindern suchen, wurde mit – ja wirklich – Mitte 60 klar, dass dieser Zug abgefahren war. Es ist das Gleiche wie bei den Themen Verschieben und Verschleppen, die wir schon kurz angerissen und in die wir in Kapitel 6 ausführlicher einsteigen werden: Eine blühende Fantasie für fehlgehende Pläne und katastrophale Szenarios oder die Erwartung quälender Reue führen erst recht in die Sackgasse.

Gedanken an falsche Entscheidungen können lähmen, erst recht, wenn unerträglich viel auf dem Spiel steht. Dann will man sich das Ganze vom Leib halten, indem man die Entscheidung auf unbestimmte Zeit hinauszögert. Bei Alvita führt die Vorstellung, eine Fehlentscheidung ernsthaft zu bedauern, dazu, dass sie nicht in die Gänge kommt.

Beispiel 2:

Alvita lebt seit acht Jahren mit ihrem Freund zusammen. Wie sie selbst sagt, schienen sie wie füreinander geschaffen zu sein, doch kaum waren sie zusammengezogen, begann sich ihr Freund zu verändern, wurde kalt und distanziert. Mehrmals schlug sie ihm vor, zu einer Beratung zu gehen, und als er so gar nicht darauf einging, wollte sie das erste Mal Schluss mit ihm machen. Das war vor rund sieben Jahren. Inzwischen haben sie sich auseinandergelebt: Sie haben kein gemeinsames Schlafzimmer mehr, essen fast nie miteinander und wenn ihr Freund seine ganze Freizeit mit Videospielen verbringt, ärgert sich Alvita. Im Gegensatz zu ihm, diesem Lieferpizza essenden Couchpotato, hält sie sich gesund. Sie ernährt sich vollwertig, treibt regelmäßig Sport und achtet auf ihre Figur. Doch bei dem Gedanken, mit ihm Schluss zu machen, fällt ihr ein, was für ein anständiger

Mensch er ist: Nie war er gemein zu ihr, immer kann sie sich auf ihn verlassen, er bringt Geld nach Hause und unterstützt ihren gesunden Lebensstil. Über ihren Konflikt spricht sie mit zwei Freundinnen. Die eine rät, bei ihm zu bleiben – er sei doch manchmal auch richtig charmant, und falls sie eines Tages Kinder haben wollte, wäre er ihnen bestimmt ein zuverlässiger Vater. Die andere rät, ihm den Laufpass zu geben, sie habe etwas Besseres verdient. Alvita selbst fragt sich, ob sie vielleicht zu viel verlangt. Vielleicht sind Beziehungen einfach so? Sie stellt sich einen anderen Partner vor, mit dem sie ganz eng sein kann, hat gleichzeitig aber höllische Angst, dass die Beziehung zu beenden der gröbste Fehler ihres Lebens sein könnte. Ihr ist bewusst: Je länger sie wartet, desto weniger Zeit bleibt ihr, falls sie doch noch Kinder haben und den Partner wechseln will.

Das nächste Beispiel handelt von einem Mann, den die chronische Unentschlossenheit überkommt, wenn es um Reisen und Freizeitvergnügungen geht.

Beispiel 3:

Ben ist zwar weder Reiseveranstalter noch Hotelrezeptionist, weiß aber alles über Tickets und wie man sie bekommt, egal wofür. Das verlangt umfassende Recherchen zu sämtlichen möglichen Reiserouten, Vielfliegerprogrammen, Unternehmungen und Veranstaltungen. Es muss immer das Topangebot sein – und um Gewissheit zu haben, ist ihm keine Rabattsuche zu schade. Tickets müssen außerdem rückerstattbar sein, für den Fall, dass etwas schiefgeht oder er nicht kann. Mehrmals checkt er das Wetter, die politische Situation, die Online-Kritiken und alle möglichen Schnäppchenangebote, die ihm über den Weg laufen. Auch seine Intuition, ob sich etwas gut oder schlecht anfühlt, ist ein Entscheidungsfaktor. Stornierungen und Umentscheidungen in letzter Sekunde sind bei ihm keine Seltenheit.

Für manche chronisch Unentschlossene können selbst eher alltägliche Dinge, wie ein Restaurantbesuch, die reinste Hölle sein. Wie soll man denn nur ein Gericht auswählen, wenn die anderen auf der Speisekarte womöglich noch leckerer sind? Also pflegt man zu sagen: „Bestellt Ihr doch zuerst, ich bin noch am Überlegen." Und gerät in Verlegenheit.

Auch das folgende Beispiel illustriert wunderbar, wie man sich vor Entscheidungen drücken kann.

Beispiel 4:

Noch nie ist Gabriella gerne mit Freunden essen gegangen. Meistens ist sie die Letzte, die bestellt, weil die Auswahl an Gerichten sie überfordert und sie einfach nicht weiß, was sie will. Doch dann fällt ihr die geniale Lösung ein: Sie entscheidet bewusst nicht, was sie essen möchte und bestellt einfach jedes Mal dasselbe, auch wenn sie vielleicht etwas anderes lieber gehabt hätte. Aber so bleibt ihr wenigstens der Entscheidungsstress erspart.

Gabriella weicht Entscheidungen bewusst und kreativ aus. Um die Angst abzuwehren, verzichtet sie auf Abwechslung. Recht ähnlich geht ein Kollege von ihr vor, der jeden Tag das Gleiche trägt (weißes Hemd und Khakihosen), „um sich das Leben leichter zu machen".

2.3.3 *Unbedingt das Beste wählen (alias Paralyse durch Analyse)*

Es gibt auch Formen chronischer Unentschlossenheit, die nicht von Erwartungsangst herrühren, etwa die, unbedingt das Beste wählen zu müssen, die „Paralyse durch Analyse". Hier tut man sich unheimlich schwer mit der Wahl zwischen mehreren Alternativen. Immer wieder spielt man eine nach der anderen im Geiste durch, bis alle irgendwann gleich aussehen. Und so werden ohne Ende Recherchen durchgeführt, Meinungen anderer Leute eingeholt, Listen mit Vor- und Nachteilen erstellt. Dieses Problem hat mit Perfektionismus zu tun, auf den wir in Kapitel 6 eingehen.

Beispiel:

Hier geht es um einen chronisch Unentschlossenen, der nicht den simpelsten Kauf tätigen kann, obwohl er behauptet, es sei ihm völlig schnurz, ob er dieses oder jenes nehme. Es muss aber das Beste sein und er darf sich nicht im Nachhinein wünschen, dass er etwas anderes gekauft hätte.

David will schon seit Jahren ein Aquarium. Aber was für eins? Ein großes oder ein kleines, ein hohes oder ein langes, mit Süß- oder Salzwasser, mit echten oder Plastikpflanzen? Soll er gleich eine Luxusausgabe nehmen oder lieber bescheiden anfangen und die Ausstattung nach und nach erweitern? Gekauft hat er noch nichts, denn die ganze Sache hat ja auch noch einen Haken: Er kann die Fische nicht zurückgeben, sobald er sie gekauft hat. Und weil sie Lebewesen sind, steht ihr Wohlergehen an erster Stelle. Auf gar keinen Fall darf er den Kauf bedauern. Er ist schon in sämtlichen Läden und auf zig Internetseiten gewesen, mehrmals sogar. Bisher ohne Ergebnis. Aber er glaubt, wenn er das Richtige sieht, wird er es wissen. Bis dahin redet er sich ein, soooo wichtig sei es ihm auch wieder nicht. Seine Frau hat die Nase voll, mag nichts mehr davon hören. Im Endeffekt führt Davids Verlangen, unbedingt das Beste zu wählen, dazu, dass er nichts wählt.

Viele Arten chronischer Unentschiedenheit äußern sich darin, dass man darüber nachdenkt, etwas zu tun, ohne es je in die Tat umzusetzen. Das kann alles Mögliche sein: sich ehrenamtlich zu engagieren, sich mit einer anderen Kursteilnehmerin zu verabreden, einen Nachbarn zu einem Spaziergang einzuladen oder eine Gehaltserhöhung zu verhandeln.

Es ist ganz normal, sich über seine Pläne mit anderen auszutauschen oder Informationen einzuholen, bevor man sie in die Tat umsetzt. Aber genau letzteres tun chronisch Unentschlossene nicht. Sie überlegen, recherchieren, besprechen sich – aber mehr auch nicht. Tatenlos treten sie auf der Stelle, weil sie sich nicht dazu durchringen können zu handeln. Noch mehr Nachdenken ist eben keine Lösung für zu viel Nachdenken.

Fakt ist: Exzessives Überlegen, Besprechen oder Recherchieren ist häufig ein Zeichen für Paralyse durch Analyse – eine Form chronischer Unentschlossenheit.

2.3.4 *Es muss „richtig" sein*

Bei dieser Art chronischer Unentschlossenheit hat man eine Ahnung davon, was man will oder zumindest das Gefühl, dass man es wissen wird, wenn man darauf stößt. Man sucht nach dem richtigen Haus oder Auto zum richtigen Preis, nach dem richtigen Kunstwerk, das genau richtig ins Wohnzimmer passt. Doch alle Mühe ist vergeblich: Das Aha-Erlebnis stellt sich nicht ein. Man will Gewissheit oder wenigstens keine Zweifel haben. Hier ist die Erwartungsangst häufig mit einer Ungewissheitsintoleranz verbunden (dem Zweifeln bei einer Zwangsstörung), womit wir uns in Kapitel 6 näher befassen.

Beispiel 1:

Wer darauf erpicht ist, richtig zu entscheiden und hier ganz sichergehen will, wird selbst in den einfachsten Dingen nicht dazu fähig sein. Womöglich verbaut man sich Optionen und gibt die Entscheidungsgewalt an andere ab.

Fatima hat sich eine Wohnung gekauft und muss nun ihre alte verkaufen. Den Kauf hat sie über eine Freundin abgewickelt, die in einem Maklerbüro arbeitet, aber für den Verkauf schwebt ihr jemand Erfahreneres mit mehr Renommee vor. Gleichzeitig möchte sie die Freundin nicht vor den Kopf stoßen. Außerstande sich zu entscheiden, verdrängt sie die Angelegenheit und macht bewusst einen Bogen darum. Wegen ihrer Untätigkeit steht ihre alte Wohnung monatelang leer, was auch ihren Mann zunehmend frustriert. Schließlich kontaktiert die Freundin Fatima von sich aus und schlägt vor, die Wohnung noch in der folgenden Woche zu bewerben. Fatima ist einverstanden, fragt sich aber weiterhin, ob sie richtig entschieden hat.

Im nächsten Beispiel geht es um eine Zweierbeziehung, die völlig festgefahren ist, weil beide seit Jahren auf den richtigen Moment warten, der Partnerin einen Antrag zu machen – und es aber einfach nicht passiert.

Beispiel 2:

PJ und ihre Freundin Linda leben seit elf Jahren zusammen. Gemeinsam haben sie ein Haus sowie einen über alles geliebten Hund und alle kennen sie nur als Paar. Bei Einführung der Ehe für alle gerieten beide in Hochstimmung und redeten nur noch über ihre Flitterwochen. Das ist fürs Leben, sagt PJ, doch heiraten möchte sie erst nach ihrer Beförderung. Auch Linda ist sich mit der Heirat sicher – sobald ihr eigenes Unternehmen, das sie von zu Hause aus führt, schwarze Zahlen schreibt. So hat keine der anderen bisher einen Antrag gemacht und auch das Datum für die Hochzeit steht noch nicht fest. Ein fester Termin wäre ja eine Entscheidung, die jedoch zur Falle werden könnte, und davor wollen sie sich und einander bewahren. Weil sie sich richtig entscheiden wollen – nicht wen, sondern wann sie heiraten –, sind sie paralysiert.

2.3.5 *Nichts verpassen*

Eine weitere Art chronischer Unentschlossenheit kommt von der Angst, etwas zu verpassen, auch unter dem Kürzel FOMO bekannt, was auf Englisch steht für: „Fear of missing out“. Man will alle Gelegenheiten wahrnehmen, sich alle Optionen und Wege offenhalten und keine Tür zuschlagen. FOMO-bedingt chronisch Unentschlossene können sich nicht entscheiden, weil sie keine Alternative ausschließen wollen, beispielsweise was die Berufswahl oder Lebensplanung betrifft. Da ihnen alles potenziell aufregend erscheint und sie nichts ausschlagen können, ist ihr Kalender prall gefüllt mit Terminen. Oder sie kaufen Handtaschen in allen Farben, aus Angst, einmal nicht die passende zu haben. Hier handelt es sich nicht um den Konflikt zwischen Annäherung und Vermeidung (man will etwas, hat aber Angst davor), sondern um einen zwischen Annäherung und Annäherung (man will alles, aber das ist unmöglich).

In den USA schlägt eine College-Bewerbung durchschnittlich mit mindestens 50 Dollar (Kerr 2020) zu Buche. Man wolle damit nur ernsthafte Bewerbungen garantieren, sagen die Hochschulen. Was ist aber, wenn alle Studienangebote gleich verlockend klingen und man keines verwerfen mag, weil man möglicherweise das beste verpassen könnte? Dann liegt wahrscheinlich ein Fall von FOMO vor.

Beispiel 1:

Cindy hat einen guten Schulabschluss und möchte Kunst oder BWL studieren. Es gibt jede Menge Hochschulen, die für sie infrage kommen, aber irgendwie kann sie sich nicht auf eine engere Wahl begrenzen. Bei allen findet sie mindestens einen Aspekt, den sie für ihr Studium unbedingt notwendig findet. Jede ist einzigartig attraktiv. Ihr wird geraten, höchstens zehn Bewerbungen zu verschicken, darunter drei aussichtsreiche. Doch Cindy traut sich nicht, aus Sorge, sie könnte ausgerechnet die Uni auslassen, die für sie am besten wäre. So bewirbt sie sich schließlich bei dreiundfünfzig Hochschulen und zahlt über 3.500 Dollar!

Beispiel 2:

Auch Royce leidet unter der Angst, etwas zu verpassen: Er hat sich sechs verschiedene Dating-Apps runtergeladen, weil er sich nicht um die Chance bringen will, die richtige Person kennenzulernen. Statt zu schlafen, scrollt er sich jede Nacht stundenlang durch alle Profile und antwortet auf dutzende Nachrichten. Er schafft es kaum, alle bei der Stange zu halten und langsam aber sicher wächst ihm das Ganze über den Kopf. Wirklich getroffen hat er noch niemanden. Er ist einfach zu beschäftigt.

2.3.6 *Begründete Unentschlossenheit*

Und zu guter Letzt gibt auch chronisch Unentschlossene ohne bewusste Erwartungsangst. Sie glauben, gute Gründe zu haben weiterzusuchen und sich noch nicht zu entscheiden. Vielleicht halten sie sich selbst für vorsichtig und andere, die sich lockerer entscheiden, für zu impulsiv oder leichtsinnig. „Es richtig hinzukriegen“, egal wie lange es dauert, schätzen sie als Tugend. Dass ihre Tatenlosigkeit auch negative Folgen hat und sie andere damit frustrieren, nehmen sie in Kauf. Da es ihnen weder peinlich ist noch Angst macht und sie es auch nicht als Problem empfinden, werden sie wahrscheinlich keine Hilfe suchen und auch dieses Buch nicht lesen. Vielleicht tut das aber jemand, der oder die ihnen nahesteht und sie besser verstehen oder ihnen unter die Arme greifen möchte.

Ihre Entscheidungssackgasse rechtfertigen manche mit der Behauptung, dass ihnen etwas egal ist, dass sie es nicht mögen oder wollen, was auf andere jedoch nicht so überzeugend wirkt.

Beispiel 1:

Antonys Handy ist uralt. Er stehe nicht auf neumodischen Technokram und auch nicht auf Firmen, die ihn herstellen, sagt er, leiht sich aber ständig die Smartphones anderer aus, um im Internet zu surfen oder sich Wegbeschreibungen anzuschauen. Dass er den Technokram trotz seiner Aversion ständig nutzt, kann er nicht zugeben. Er habe nichts dagegen, SMS auf altmodische Art zu tippen. Seine Kaufverweigerung wird damit zum Prinzip und erscheint Antony als gerechtfertigt.

Beispiel 2:

Wer Cymbria kennt, kennt auch ihren Herzenswunsch: einen Hund. Aber welchen? Es gibt Hütehunde und Schoßhündchen, Langhaar und Kurzhaar, Miniausgabe versus Riesenexemplar. Hunderassen sind ihr Dauerthema. Sie kann durch keinen Park gehen, ohne jeden Hund, der ihr über den Weg läuft, zu streicheln. Einen kaufen wolle sie jedoch erst, wenn sie soweit sei. Mit „soweit" meint sie, wenn sie eine größere Wohnung, genügend Freizeit für die Hundeerziehung und mehr Geld hat. Wann aber ist „soweit"? Wohl nie.

2.4 Partielle Blindheit für die Kosten der Tatenlosigkeit

Was bei chronischer Unentschlossenheit häufig aus dem Blick gerät, sind die Kosten der Tatenlosigkeit. Mit anderen Worten: Man ist so beschäftigt mit der Vorstellung, das Falsche zu tun und dem Ausmalen sich daraus ergebender Verhängnisse, beziehungsweise so darauf fixiert, das Richtige zu tun, dass man die Nachteile des Untätigseins ausblendet. Die Vorstellung der bereuten Tat wiegt eben schwerer als die Wirklichkeit der unterlassenen Tat samt der Kosten. Diese belaufen sich auf: vergebene Chancen und Dauerfrust; man manövriert sich ins Abseits und verliert den Anschluss, enttäuscht andere, macht sich Vorwürfe und gerät in Verlegenheit.

Die befürchtete Besorgnis im Hinblick auf eine Entscheidung beginnt meist mit der Frage: „Und wenn ... passiert – was ist dann?" Und der Wunsch „Ach hätte ich doch nur ... getan anstelle von ..." führt in die Falle der Handlungsunfähigkeit. Man hat Angst davor, etwas zu tun, weil man das Gefühl hat, es nachher zu bereuen. Also lässt man es sicherheitshalber bleiben. Da das Nichtstun Teil einer zeitweilig ungeklärten Situation zu sein scheint (die aber potenziell in die „richtige" Richtung führt), wird die Einschätzung der Folgen vertagt und vernachlässigt.

Diese Verhaltensweisen können andere frustrieren, werden jedoch nicht auf chronische Unentschlossenheit zurückgeführt, sondern als Selbstbezogenheit, Rücksichtslosigkeit, Halsstarrigkeit, Unzuverlässigkeit oder kindische Marotte empfunden, manchmal insgeheim, manchmal schonungslos ins Gesicht gesagt. So war eine unserer Patientinnen schockiert, als ihre Kusine ihr vorwarf, sie sei egoistisch und egozentrisch. Immer wieder würde sie sie hinhalten oder sich in letzter Minute umentscheiden. Sie brauche eine Ewigkeit, um sich anzuziehen und ließe sie warten, fast nie lege sie sich fest und wenn doch, würde sie sich in 90 Prozent dieser sehr seltenen Fälle nicht an die Abmachung halten. Dabei war die Patientin eigentlich ein freundlicher, einfühlsamer Mensch. Sie hatte keine Ahnung, dass ihre Entscheidungsunfähigkeit so interpretiert wurde.

Fakt ist: Im Zustand lähmender Unentschlossenheit übersieht man oft die Kosten der Tatenlosigkeit.

WIE SIEHT DAS BEI IHNEN AUS?

Sie haben jetzt die verschiedenen Arten chronischer Unentschlossenheit kennengelernt. Wie geht es Ihnen damit? Mit welchen können Sie sich identifizieren? Gab es in Ihrem Leben Momente, als Sie etwas tun wollten, aber permanent unschlüssig blieben und es nicht taten oder nicht tun konnten? Machen Sie eine Liste der Bereiche, bei denen sie zurzeit auf der Stelle treten.

Zusammenfassung

Dieses Kapitel war eine Einführung in die chronische Unentschlossenheit, die fünf Arten, Entscheidungen zu vermeiden und die sechs Ursachen dieser Fallgrube, veranschaulicht durch allerhand konkrete Beispiele. Keine Entscheidung zu treffen und dadurch bestimmte Lebensbereiche verkümmern zu lassen, ist letztlich eine Neigung, eine Gewohnheit. Wie bei Erwartungsangst löst sie Vermeidungsverhalten aus. Wenn Sie diese Muster bei sich selbst erkennen, können Sie die Hindernisse überwinden, die Sie davon abhalten, so zu leben, wie Sie es eigentlich wollen.

Im nächsten Kapitel konzentrieren wir uns auf die biologischen Wurzeln der Erwartungsangst: wie unser Gehirn schon bei Geburt darauf angelegt ist und wie unser Denken sich derart einengt, dass eine Alarmreaktion ausgelöst wird.

3. Die Biologie von Hasenfüßen und Klebeköpfen

In diesem Kapitel untersuchen wir, wie Erwartungsangst entsteht und welche biologischen und Umweltfaktoren dazu beitragen. Wir behandeln die Rolle der Amygdala und die Hirnschaltkreise, die bei der Gefahrenwahrnehmung Angriff-Flucht-und-Erstarrungsreaktionen in uns auslösen. Außerdem geht es um das Persönlichkeitsmerkmal der „Hasenfüßigkeit“ – beziehungsweise die körperlich und genetisch bedingte Angstsensibilität – sowie um den „Klebekopf“, in dem Gedanken haften bleiben, die sich in immer gleichen Sorgenspiralen drehen. Und schließlich widmen wir uns dem Einfluss von Umweltstressoren auf diese biologischen Gegebenheiten.

3.1 Wie das Gehirn Erwartungsangst erzeugt

Bei Geburt sind wir Menschen noch frei von Erwartungsangst. Als Neugeborene haben wir keine Ahnung, dass es Dinge gibt, die wir besser vermeiden sollten. Wir machen uns noch kein Bild von dem, was später vielleicht auf uns zukommt und sind nicht in der Lage uns vorstellen, was als Nächstes geschieht. Doch bald schon formen sich Muster und mit ihnen bestimmte Erwartungen: „Wenn Mami mich hochnimmt, gibt's Milch.“ Langsam werden wir fähig, Dinge vorherzusehen. Und da wir wie alle Lebewesen zum Überleben fähig sein müssen, reale Gefahren zu meiden, entwickeln wir ein Vorstellungsvermögen. Und dieses produziert bei Kindern schnell allerhand im Finstern lauernde Monster, Gespenster und Gruselgestalten. Je mehr wir erfahren, was alles Schlimmes passieren könnte, desto mehr Angst bekommen wir vor fremden Leuten, vor dem Schlafengehen und vor unheimlichen Orten. Wir berühren einen heißen Topf, speichern die Erinnerung an den Schmerz und machen in Zukunft einen Bogen um Töpfe, Herde oder sogar Küchen. Mit der emotionalen Reife lernen wir das Fürchten: Wir fürchten uns davor, in Verlegenheit und in Wut zu geraten, von anderen zurückgewiesen zu werden, uns zu schämen und zu ekeln, aber auch davor, Fehler zu machen. All das wollen wir tunlichst vermeiden.

Erinnerungen an Schmerzen, Gefühle der Überforderung oder Beunruhigung werden zu Reizen, auch die nur in der Einbildung existierenden möglichen Gefahren. Diese Trigger spielen eine wichtige Rolle in der Entstehung und Aufrechterhaltung von Erwartungsangst und meistens auch der von chronischer Unentschlossenheit. Sie nehmen die Form eines Gedankens an oder eines Bildes, eines Gefühls oder einer körperlichen Empfindung. Man sieht oder hört etwas (während eines Films oder eines Gesprächs) und wird an etwas erinnert („Ich höre ein Baby weinen und erinnere mich an meine beängstigenden Gedanken, die ich mir um ein Baby gemacht habe."). Oder man nimmt im Halbschlaf, kurz bevor man wegnickt, plötzlich den eigenen Herzschlag wahr. Trigger können konkret sein – Fahrstühle, Spinnen oder Situationen, in denen man falsch abbiegt oder vor einer Entscheidung steht –, aber auch rein geistiger Natur, beispielsweise aufdringliche Gedanken oder Sorgen über ungeschehene Dinge.

3.1.1 *Es beginnt mit einem Reiz*

Erwartungsangst beginnt für gewöhnlich mit einem Reiz und endet in einem Schwall verstörender Emotionen. Meist sind dies Furcht, Angst und Entsetzen, aber auch andere unerwünschte, unzumutbare oder scheinbar unerträgliche Emotionen wie Abscheu, Wut, Scham, Reue oder Demütigung können wellenartig heranrauschen. Diese Anfangsreaktion ist in Abbildung 1 dargestellt.

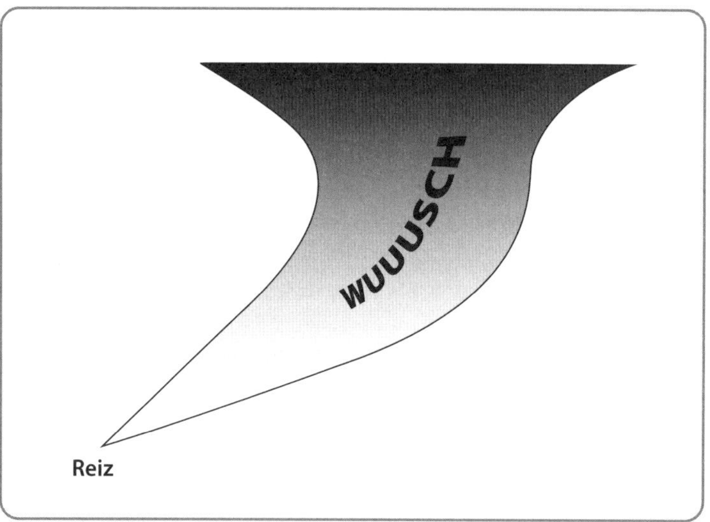

Abbildung 1: Das Aufwallen automatischer Erregungszustände

Fakt ist: Ein Trigger kann die Form eines Gedankens annehmen, eines Bildes, einer Erinnerung oder einer Körperempfindung.

3.1.2 Die Rolle der Amygdala

In Gang gesetzt wird der Emotionsschwall vom Gehirn, genauer gesagt von der Amygdala, die im limbischen System angesiedelt ist, in einem Areal, das nicht zum denkenden, sondern zum fühlenden und reagierenden Teil des Gehirns gehört (Rajmohan & Mohandas 2007) – Näheres dazu gleich.

Die Amygdala ist (zusammen mit den sie umgebenden Gehirnstrukturen) gewissermaßen das Alarmsystem des Gehirns. Von der Evolution her hat sie die Aufgabe, Sie vor Gefahren zu warnen und Sie körperlich und geistig auf den Umgang mit der Bedrohung vorzubereiten. Sie ist zuständig für die bereits erwähnte Angriff-Flucht-oder-Erstarrungsreaktion.

Denken ist, wie gesagt, nicht ihr Ding. Entsprechend gehen die Begriffe und Ideen, die Sie hier gerade lesen, nicht an Ihre Amygdala, sondern an Ihren Kortex. Auch die Amygdala lernt, aber nicht über rationale, logische oder affirmierende Argumentation, sondern über Assoziationsketten. Deshalb kann man sie beziehungsweise ihre Alarmreaktion nur verändern, indem man neue Erfahrungen macht, neue Assoziationen bildet und all dies so lange übt, bis es sitzt. Sich das Aufwallen der Angst ausreden zu wollen, klappt also genauso wenig wie bei Hunger oder Wut. Und so wie man andere Sprachen oder Klavierspielen auch nicht lernt, indem man nur darüber liest, so erfordert das Verlernen der Erwartungsangst das Einüben neuer Erfahrungen und neuer Assoziationsketten.

Ihre Amygdala kennt sich nicht mit Wahrscheinlichkeiten aus, kann sie nicht einschätzen, erforschen und bestimmen. Das ist Aufgabe des präfrontalen Kortex, des denkenden Gehirnareals. Begriffe wie „wahrscheinlich“, „mit ziemlicher Sicherheit“ oder „beinahe ausgeschlossen“ gehören also nicht zum Wortschatz der Amygdala. Sie kann nur ja oder nein sagen. Die Feinheiten der Sprache kennt sie nicht. Möglichkeiten und Wahrscheinlichkeiten übersetzt sie in ihr binäres System. Folglich ist die Alarmanlage entweder ein- oder ausgeschaltet. Mit anderen Worten: Die Angstschaltkreise des Gehirns sind entweder aktiviert oder sie sind es nicht.

Da die Amygdala von der Evolution, wie gesagt, für den Gefahrenschutz vorgesehen ist und dafür zu sorgen hat, dass Sie überleben und Ihre DNA an die kommenden Generationen weitergeben, läutet sie ihre Alarmglocke schon beim leisesten Hauch einer Gefahr: Fehlalarm hat fürs Überleben keinerlei Nachteile. Das Schlimmste, was passieren kann, ist, dass man sich umsonst darauf vorbereitet hat anzugreifen, zu fliehen oder zu erstarren. Nicht vor einer realen Gefahr zu warnen, hätte dagegen desaströse Konsequenzen. *Somit funktioniert die Amygdala nach dem Prinzip: Jetzt gleich etwas zum Essen zu finden ist weniger wichtig als sicherzustellen, dass wir nicht jetzt gleich gefressen werden.*

Infolgedessen läutet Ihre Amygdala Fehlalarme am laufenden Meter. Tatsächlich sind ihre Gefahrensignale inzwischen mehrheitlich falsch. Bei unseren Vorfahren in der Steinzeit erfolgten die Warnsignale überwiegend bei Gefahren für Leib und Leben (lauernde Säbelzahntiger etc.). Heute hingegen – und das ist besonders wichtig im Hinblick auf Ängste – warnt die Amygdala auch bei möglicherweise auftretenden unerwünschten Gedanken oder Gefühlen, bei Missbilligung, Zurückweisung, Versagen oder Verlust. Zum Glück kann man lernen, falsche Gefahrensignale zu erkennen. Wie das geht, zeigen wir Ihnen gleich. Schauen wir uns erst einmal den Gesamtablauf an.

3.1.3 *Wie die Amygdala getriggert wird*

Alle Reizwahrnehmungen landen zuerst beim Thalamus – eine Art Auffangbecken oder Zwischenlager für hereinkommende Informationen – und werden dann subito an die Amygdala weitergeleitet, und zwar wirklich superschnell, in weniger als einer Fünftelsekunde (kürzer als ein Lidschlag!). Tempo ist wichtig, weil wir ja so schnell wie möglich auf jede Gefahr vorbereitet sein wollen. Glücklicherweise gibt es zwischen Thalamus und Amygdala einen Direktweg, der die höheren Gehirnfunktionen umgeht. (Der Bereich dieses Direktwegs ist das sogenannte Reptilienhirn.)

Die bahnbrechende Neurowissenschaftlerin Claire Weekes, Autorin vieler Selbsthilfebücher, bezeichnet die automatische Reaktion auf einen Reiz als „primäre Furcht“ (Hoare 2019). Entscheidend ist, dass der primitive Teil des Gehirns sich außerhalb der bewussten Kontrolle befindet. Sein Alarm hat nichts mit Willenskraft oder Absicht zu tun. Man kann sich noch so anstrengen, sich noch so sehr dagegen wehren – der Erregungsschwall ist unaufhaltbar. Er passiert einfach. Man hat es nicht in der Hand.

Abbildung 2 zeigt, wie der Reiz Ihr Alarmsystem triggert und die daraus resultierende Alarmreaktion.

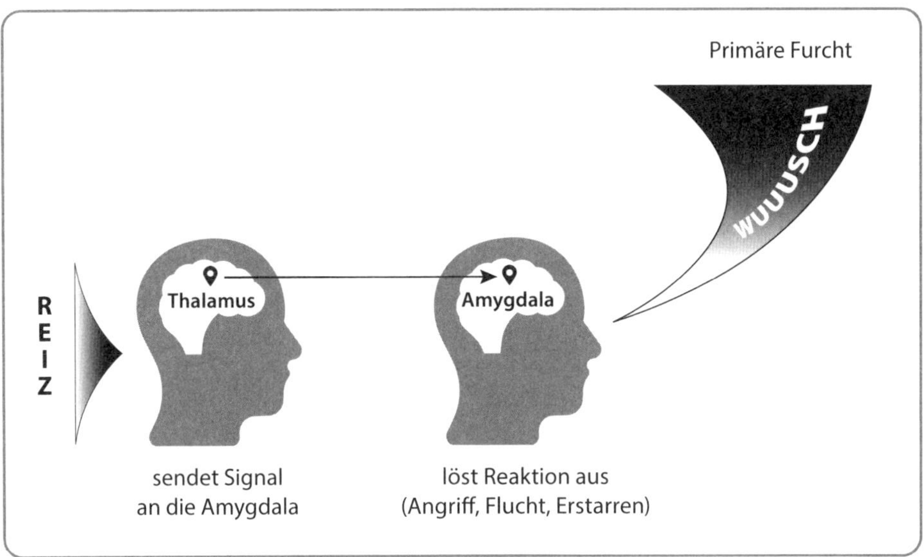

Abbildung 2: Primäre Furcht – vom Reiz zum Emotionsschwall

Schauen wir uns einige Beispiele für die automatische Warnung und Reaktion an: Sie setzen zum Überqueren der Fahrbahn an, sehen ein Auto kommen und springen sofort zurück auf den sicheren Bürgersteig. Oder: Sie gehen die Straße hinunter und hören einen lauten Knall. In beiden Fällen läutet Ihre Amygdala die Alarmglocke. Sie spüren sofort die Angstwelle heranrauschen; Ihr Alarmsystem ist aktiviert und Sie sind bereit, anzugreifen, zu fliehen oder zu erstarren.

Es gibt jedoch einen gravierenden Unterschied zwischen den beiden Beispielen. Beim ersten hat Ihnen der Alarm womöglich das Leben gerettet. Ihre Amygdala hat also richtig gehandelt. Nicht so beim zweiten Beispiel. Da könnte es ein Fehlalarm sein, aber so genau wissen Sie das noch nicht. Kommt der Knall aus dem Auspuff eines Autos, von einem Böller oder gar von einer Pistole? Sollten Sie wegrennen, angreifen oder sich auf den Boden werfen? Oder den Knall einfach ignorieren und weitergehen? Wenn er harmlos ist, war es Fehlalarm. Aber für diese Feststellung hat Ihre Amygdala keine Zeit. Pistolenschüsse erfordern schließlich, dass man umgehend handelt. Also geraten Sie augenblicklich in Wallung, egal, ob Sie wirklich in Gefahr sind oder nicht.

Erfreulicherweise ist Ihr Gehirn so programmiert, dass Sie es mit seiner Hilfe herausfinden können. Es braucht halt, wie Sie gleich erfahren werden, ein oder zwei Sekunden länger als Ihre Körperreaktion.

3.1.4 Zwei Wege zur Amygdala

Neben dem Direktweg (durch das Reptilienhirn) gibt es noch eine zweite Route vom Thalamus zur Amygdala. Diese verläuft durch das höhere, denkende Gehirnareal (den präfrontalen Kortex), das nicht nur die Möglichkeit von Gefahren registriert, sondern mithilfe seiner hochrangigeren Denkkompetenz (der sogenannten „Exekutivfunktion") die Beschaffenheit des Reizes einschätzen und entscheiden kann, ob davon wirklich eine Gefahr ausgeht (Garrido et al. 2012). Aber das braucht Zeit. Und so erreicht dieses bewertete Signal die Amygdala etwa eine Sekunde *später* als das Signal auf dem Direktweg.

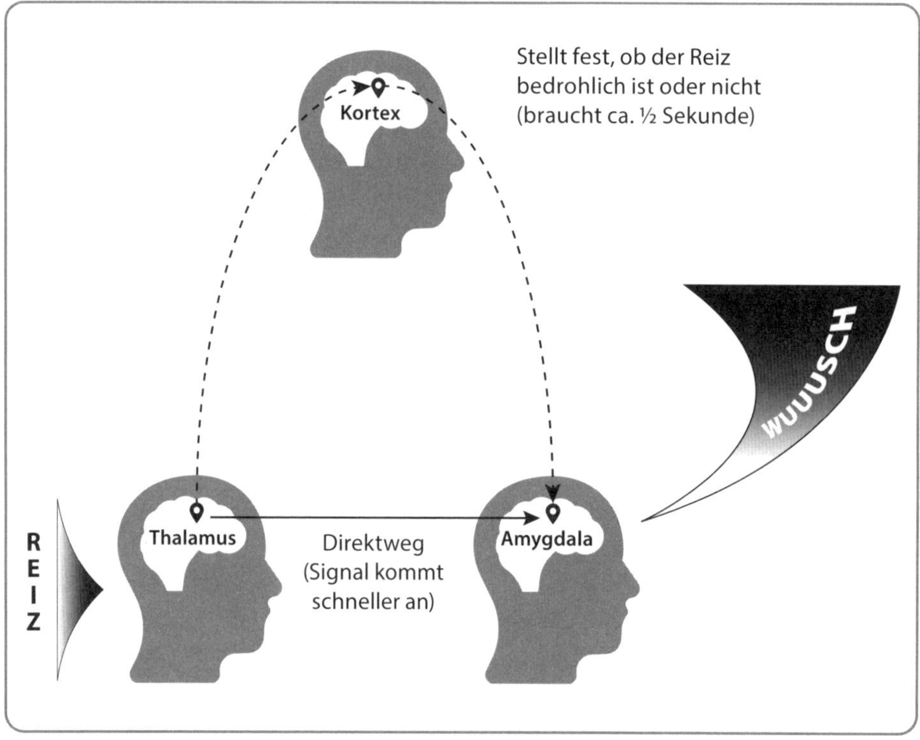

Abbildung 3: Zwei Wege führen zur Amygdala

Kehren wir zu unseren vorigen Beispielen zurück: Beim ersten nehmen Sie ein Auto wahr und bringen sich schnell außer Gefahr. Sie handeln reflexhaft (Angriff-Flucht-Erstarrungsreaktion), *ohne irgendetwas zu denken. Das kommt erst anschließend.* Etwa eine halbe Sekunde nach Aktivierung der Amygdala sendet Ihnen der präfrontale Kortex die Nachricht: „Du hast richtig reagiert. Das Auto hätte dich überfahren und du könntest jetzt tot sein." Vielleicht zittern Sie noch eine Weile von dem Adrenalinstoß und Ihr Herz rast, doch dann lässt die Aufregung allmählich nach und Sie beruhigen sich wieder.

Bei dem zweiten Beispiel könnte Ihr präfrontaler Kortex einen Fehlalarm feststellen: „Da hat bloß ein Auspuff geknallt. Du bist nicht in Gefahr – beruhige dich!" Allerdings können auch die aus dem präfrontalen Kortex gesendeten Nachrichten problematisch sein. Das hat damit zu tun, wie unser Gehirn Angst „erschafft" und uns das Gefühl vermittelt, in Gefahr zu schweben, obwohl wir in Sicherheit sind. Wie das kommt, verraten wir Ihnen im Folgenden.

3.1.5 Von den eigenen Gedanken getriggert

Nehmen wir an, Sie sind nach beiden Erlebnissen sicher zu Hause gelandet und nun fängt Ihr präfrontaler Kortex an *sich vorzustellen,* was wohl passiert wäre, wenn Sie das Auto nicht bemerkt hätten: „Du wärst jetzt tot! Wenn du nicht sofort zurückgehechtet wärst – was dann? Was ist, wenn du das Auto beim nächsten Mal nicht bemerkst?" Diese Gedanken können Ihre Amygdala von Neuem aktivieren, den Alarm auslösen und Sie beunruhigen. Wohlgemerkt: Es sind Ihre eigenen Gedanken, Ihre eigenen lebhaften Fantasien, die Sie triggern. Wenn Sie sie ernstnehmen, werden Sie Straßen von nun an vorsichtiger überqueren.

Wenn Sie sie aber viel zu ernstnehmen – und sich damit Ihrer Vorstellungskraft ans Messer liefern –, werden Sie vor lauter Angst überhaupt keine Straße mehr überqueren wollen. *Das heißt: Aus der Vorsicht ist Erwartungsangst vor dem Überqueren von Straßen geworden!* Das haben wir in Abbildung 4 dargestellt.

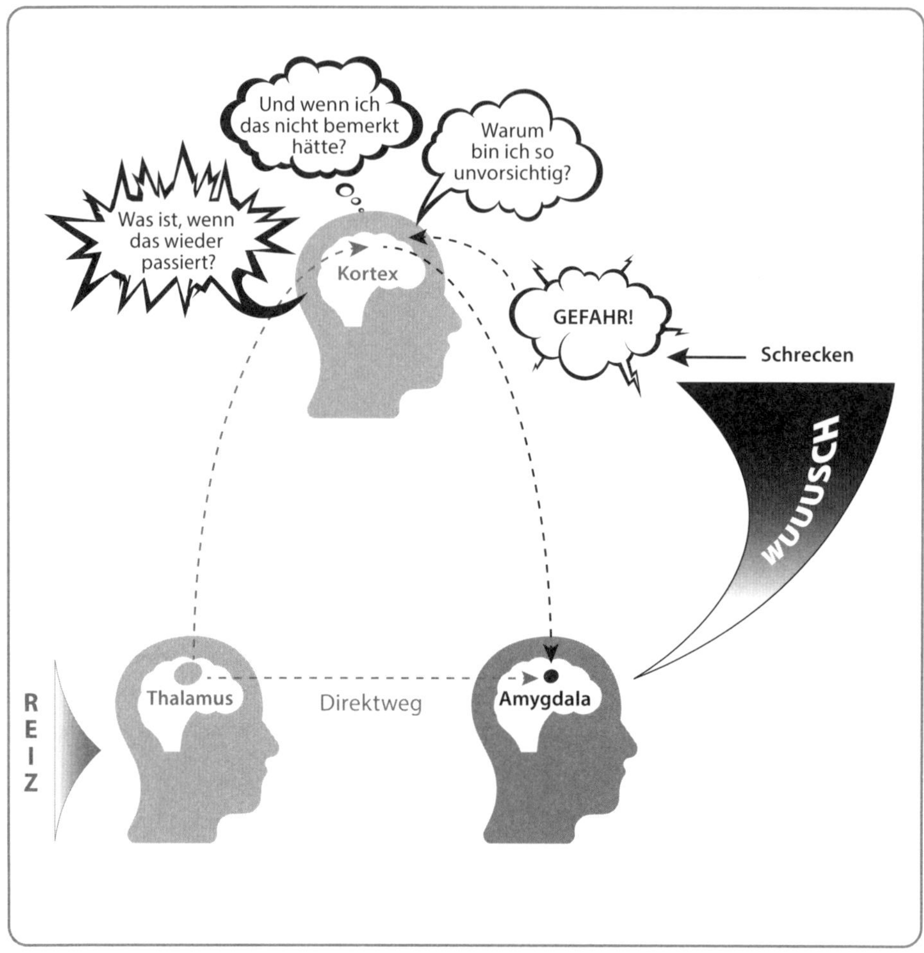

Abbildung 4: Der präfrontale Kortex generiert Erwartungsangst

Schauen wir uns nun das zweite Beispiel an – das mit dem Knall. Im Nu geraten Sie durch den Reiz in Wallung. Eine halbe Sekunde später bekommen Sie die Entwarnung: „Alles gut – nur ein Auspuff." Sie entspannen sich und ein, zwei Minuten später ist es, als sei nichts gewesen.

Mal angenommen, Ihr präfrontaler Kortex hätte festgestellt, dass Sie den Knall nicht genau einordnen können: „Dann könnte es also doch eine Pistole sein?!" Ihr denkendes Hirn teilt Ihnen mit: „Womöglich besteht Lebensgefahr! Deckung! Du könntest jeden Moment verletzt werden!" Diesmal hört Ihre Amygdala nicht auf, Alarm zu schlagen. Sie gehen voll in die Angriff-Flucht-Erstarrungsreaktion, rennen weg, verstecken sich oder geraten sogar in Panik. Obwohl Sie in keinem Moment in Gefahr gewesen sind, haben Sie tatsächlich Angst. Diese Erfahrung brennt sich in Ihr Gedächtnis ein und verfolgt Sie, sodass schon der Gedanke, eine Straße hinunterzulaufen, die Erinnerung an die Panik wachruft und wieder den Alarm auslöst.

Was Sie daraus lernen können: Das Gehirnareal, das als Erstes den Reiz an Ihre Amygdala sendet, ist Ihr Reptilienhirn. Es denkt nicht, es prüft nicht, es kennt weder Nuancen noch Willenskraft. Es ist ein automatischer Gehirnschaltkreis. Auf diesen ersten Erregungsschwall haben Sie keinen Einfluss. Doch sollte Ihr präfrontaler Kortex nun finden, dass Sie weiterhin in Gefahr sind oder sein könnten, wird Ihre Amygdala auch weiterhin Alarm schlagen, *ob gerechtfertigterweise oder nicht.*

Ihre Was-wenn-Gedanken können das Alarmsystem aktivieren, wenn Sie von einer Mischung aus Vorstellung, Erinnerung, Stimmung und Anfälligkeit für Erwartungsangst angestachelt werden. Im Allgemeinen lösen bildhafte Gedanken sogar stärker Angst aus als rein verbale (Freeston et al. 1996).

Die folgende Abbildung zeigt, wie Was-wenn-Gedanken, Erinnerungen oder Bilder als Trigger fungieren.

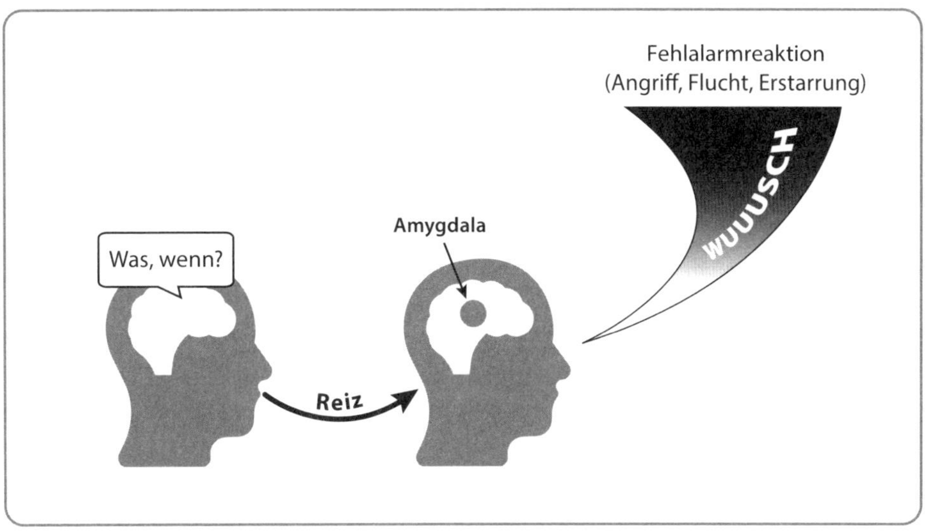

Abbildung 5: Was-wenn-Gedanken können die Alarmreaktion auslösen

Fakt ist: Genau wie äußere Gefahren können auch Was-wenn-Gedanken das Alarmsystem aktivieren.

3.2 Furcht und Angst sind nicht dasselbe

Genau genommen reagieren wir mit „Furcht“ auf tatsächliche, von außen kommende Bedrohungen: „Ich sehe einen Berglöwen und fürchte mich – nichts wie weg hier!“ Mit „Angst“ reagieren wir auf Bedrohungen, die aus dem Inneren kommen, also auf Vorstellungen oder Erinnerungen, die – fälschlicherweise – das Alarmsystem auslösen: „Was ist, wenn ich die Beherrschung verliere und mich blamiere? Ich habe Angst.“ Das mag sich gleich anfühlen, doch *wenn man Angst hat, ist man nicht unbedingt in Gefahr.*

Aus diesem Grund ist Angst – und erst recht die Erwartungsangst – solch eine Gaunerin. Sie gibt Ihnen das Gefühl, in Gefahr zu sein, obwohl Sie sich in Sicherheit befinden. Deswegen provoziert Erwartungsangst so heftige Aversionen. Man glaubt, Gefahren zu meiden, doch in Wahrheit sind es unangenehme, unerfreuliche oder scheinbar zu starke Emotionen.

Die vom Fehlalarm verursachten Erregungszustände, wie zum Beispiel Herzrasen und Atemnot, sind Empfindungen aus dem natürlichen Notfallreaktionssystem des Körpers und stellen zweifelsohne keine Gefahr dar. Doch genau dafür halten manche Menschen sie, aber sie irren sich. Wäre nämlich die Angriff-Flucht-Erstarrungsreaktion gefährlich, dann hätte die Evolution ja ganz schön gepfuscht! (Hat sie aber nicht.) Vielmehr signalisiert das Alarmsystem eine äußere körperliche Gefahr, die nicht echt ist, und man reagiert darauf, als wäre sie das.

Es gibt *keine* Emotionen oder Gedanken – und seien sie auch noch so beunruhigend –, die man vermeiden muss. Dies zu wissen, wird Ihnen immens helfen, die Angst zu überwinden. Glauben Sie wirklich, dass bestimmte emotionale Erfahrungen gefährlich sind? Dass Sie sie nicht aushalten und nicht nur die Nerven verlieren, sondern gleich „alles“? Diese Fehlannahme beruht häufig auf früheren Erfahrungen und muss verstanden, thematisiert, infrage gestellt und korrigiert werden.

Fakt ist: Die Annahme, dass Gedanken und Gefühle selbst eine Gefahr sind, ist falsch.

3.3 Biologische Faktoren bei Erwartungsangst

Im Folgenden wollen wir die verschiedenen Faktoren einzeln beleuchten, die beeinflussen, wie empfindlich man auf einen Fehlalarm reagiert und wie stark man Erwartungsangst erlebt.

3.3.1 *Angstsensibilität*

Wie Sie im ersten Kapitel erfahren haben, gehen manche Formen der Erwartungsangst auf eine übertriebene Angst vor bestimmten Körperempfindungen zurück. Diese „Hasenfüßigkeit" – die wissenschaftlich gut erforschte Angstsensibilität – ist ein Persönlichkeitsmerkmal. Man fürchtet die normalen Empfindungen und Erregungszustände des eigenen Körpers sowie die mentale und emotionale Erfahrung von Angst. Mit einfachen Worten: Wovor einem bangt, ist die Angst. Infolgedessen macht man sich um Angst einjagende Situationen Sorgen und meidet sie, was die Erwartungsangst erhöht. Angstsensibilität liegt in der Familie und wird sowohl genetisch als auch über das Verhalten nebst vielfältigen Botschaften von lauernden Gefahren in einer Welt voller Risiken übertragen.

Achtung: Da die Angstsensibilität nicht rein erblich ist, sondern auch erlernt wird, kann sie durch neue Lernprozesse und die richtige Behandlung größtenteils wieder verlernt werden. Hat man erst einmal verstanden, wie Angstsensibilität funktioniert, offenbart sich der Weg zur Besserung von selbst. Und da der Rückgang der Angstsensibilität sich als belastbares Kriterium für die Genesung von Erwartungsangst erwiesen hat (Helbig-Lang et al. 2012), gehen wir hier so detailliert darauf ein.

In der folgenden Abbildung sehen Sie, wie die fälschlicherweise als gefährlich gedeutete Empfindung zum Daueralarm führt. Sie zeigt den neurologischen Mechanismus bei Menschen mit hoher Angstsensibilität und deren Neigung zur chronischen Furcht vor allen mit Angst verbundenen Empfindungen und Erregungssymptomen. Eine gefürchtete Empfindung löst erhöhte Erwartungsangst aus.

Wir nennen das erregte Aufwallen hier „sekundäre Furcht" (Weekes 1969), weil sie durch die Furcht erregende Fehlinterpretation der Körperempfindungen entsteht: die Annahme, es sei nicht zum Aushalten und womöglich sogar lebensgefährlich.

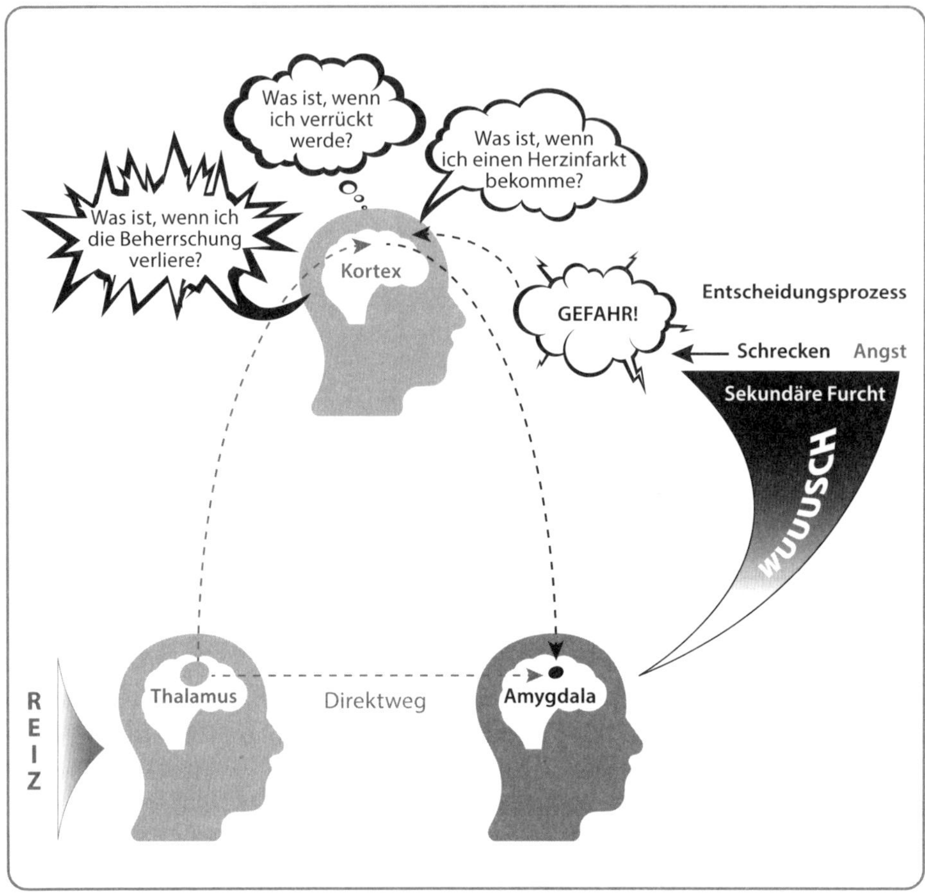

Abbildung 6: Sekundäre Furcht – Angstsensibilität neurologisch dargestellt

3.3.2 *Der Klebekopf*

Ein weiterer biologischer Faktor, der bei Erwartungsangst und chronischer Unentschlossenheit eine Rolle spielt, ist das Phänomen, das wir den „Klebekopf" nennen. Damit beschreiben wir die Hartnäckigkeit endlos sich wiederholender Denkschleifen, das Gefühl, im zähen Sumpf der Sorgen festzustecken, das Talent, sich fantasievoll in düstere Aussichten zu flüchten, das Kopfkino mit seinen süchtig machenden Serien, die statt einfach vorbeizurauschen sich lautstark in den Vordergrund drängen. Auch dies tritt in manchen Familien gehäuft auf. Falls Ihre Eltern, Großeltern, Geschwister, Tanten oder Onkel einen solchen Kopf haben, ist es nicht gerade unwahrscheinlich, dass Ihrer auch so beschaffen ist. Ein Klebekopf ist aber weder

„krank“ noch „irre“, sondern – richtig verstanden – in ein sinnvolles und erfülltes Leben integrierbar.

Was die skurrilen und gebetsmühlenartigen Endlossorgen eines Klebekopfes lostritt, ist der vordere Teil des Gyrus cinguli (der Gürtelwindung des Kortex), eine winzige Gehirnstruktur, die als Brücke zwischen dem präfrontalen Kortex und der Amygdala dient (Straube et al. 2009).

Ein Klebekopf nimmt Gedanken wichtig, die, obwohl belanglos, Aufmerksamkeit einfordern und zu unnötigen Reaktionen anstacheln. Man kann aber gut mit ihm zu leben lernen, nämlich indem man die Beziehung zu ihm verändert. Statt wild zu urteilen, in Aufruhr zu geraten und sich unter Druck zu setzen, betrachtet man das Ganze aus einem gewissen Abstand, nüchtern und doch achtsam, neugierig und mit Humor. Auf diese Weise lernt man die anhaftenden Gedanken zu erkennen und zu benennen und begreift: Sie sind weder Signale noch Vorboten oder Warnungen.

Anhaftende Gedanken spielen eine wichtige Rolle in der Erzeugung von Erwartungsangst und chronischer Unentschlossenheit. Werden sie zu ernst genommen, scheut man jedes Risiko, damit nur ja keine Sorgen und Ängste aufkommen. Infolgedessen tritt der Vermeidungsaspekt beziehungsweise die Erwartung der Angst in den Vordergrund und erschwert alle – großen und kleinen – Entscheidungen. Man bekommt das Gefühl, weder vor- noch zurückzukönnen, man wähnt sich gefährdet, schwach und behindert und leidet zutiefst darunter.

Ein Klebekopf ist eine Eigenschaft, unter der man jedoch – wenn man sie durchschaut, in ihre Schranken verweist und so entmachtet – nicht leiden muss.

3.3.3 *Der Einfluss von Stress*

Erwartungsangst und chronische Unentschlossenheit stehen in einem komplizierten Zusammenhang mit Stress. Unter Stress werden die Symptome der Angst im Allgemeinen heftiger erlebt und die Wahrscheinlichkeit steigt, dass Gedanken und Empfindungen Fehlalarm auslösen. Die physische Stressreaktion wiederum verstärkt das Gefühl der Dringlichkeit, führt zu körperlichen Verspannungen, Atemveränderungen und Konzentrationsstörungen. Dann aber meint man erst recht auf Vermeidungskurs gehen zu müssen und kann sich noch schwerer entscheiden.

Andererseits – und dies ist ein wesentlicher Punkt – verursacht Stress keine Erwartungsangst. Auch bei null Stress (was es nicht gibt) würden die Entscheidungsschwierigkeiten und der Wunsch nach Vermeidung weiter bestehen. Sich Stress vom Leib zu halten hilft also nicht gegen Erwartungsangst. Es entsteht im Gegenteil nur eine weitere Art der Vermeidung, die die Chance auf einen selbstbewussten und flexiblen Umgang mit den Herausforderungen des Lebens untergräbt. Richtig ist also: Stress macht empfindlich für alle wie auch immer gearteten Ängste, doch ihre Ursache ist er nicht.

Häufig schiebt man Stressvermeidung als Grund vor, um beunruhigende Unternehmungen abzusagen oder Entscheidungen nicht zu treffen. Aber das hilft überhaupt nicht, denn der bei Angst auftretende Erregungszustand selbst ist kein Stress, er ist ungefährlich und braucht nicht vermieden zu werden. Erwartungsangst zu vermeiden ist keine Stressbewältigung. Scheuen Sie also keine Zeit und Mühe: Durchschauen Sie die Hackerangriffe auf Ihre Vorstellungskraft, ändern Sie Ihre Einstellung zu dem Erregungszustand der Angst und entwickeln Sie eine neue Beziehung zu ihr. Das ist der Weg aus der Sackgasse.

Fakt ist: Erwartungsangst zu vermeiden ist keine Stressbewältigung.

Zudem fördert Stress den Klebekopf. Bei Müdigkeit, Erkältungen, Hunger, Einsamkeit, Wut, Überarbeitung, Schlafmangel oder vor der Menstruation haften Gedanken manchmal stärker an. Und mancher Tag ist, ohne dass man sich das erklären kann, einfach „verklebter“ als ein anderer. Was auch immer die Ursache ist – dadurch, dass Gedanken sich wiederholen, wie Kletten anhaften, sich wurmartig festbeißen oder wie Bumerangs immer wieder zurückschnellen, werden sie erst recht für wahr gehalten, sie scheinen wichtiger und dringender zu sein als andere und mehr Aufmerksamkeit einzufordern. Das ist natürlich nur Täuschung, erschwert aber die Auseinandersetzung mit der Erwartungsangst und untergräbt die zuversichtliche Entscheidungsfähigkeit.

Wenn Sie wissen, in welchen Momenten Sie sensibler sind, und wenn Sie verstehen, was da vor sich geht, werden Sie erkennen: Ihre Vorahnung von Gefahr ist übertrieben – nur weil Ihre Gefühle und Gedanken heftig, repetitiv, laut und anhänglich sind, handelt es sich noch lange nicht um Fakten oder präzise Vorhersagen.

3.3.4 Der Einfluss der Lebensumstände

Alles, was Sie selbst erleben oder über die Medien und im Gespräch mit anderen erfahren, kann dazu führen, dass Sie stärker auf Was-wenn-Gedanken reagieren, zunehmend auf Zweifel und Sorgen fokussieren, sich angreifbarer fühlen und Entscheidungen scheuen. Dass man durch eine persönliche Krise, eine andauernde Belastung oder eine Tragödie eine gewisse Zeit lang empfindlicher als sonst reagiert, ist verständlich. Wenn sich die eigene Sicherheit als Illusion herausstellt oder eigentlich Selbstverständliches unvorhersehbar wird, erscheint mitunter alles riskanter. Natürlich sind Menschen, die sich in einer prekären Situation befinden verunsichert, wenn sie den festen Boden unter den Füßen verlieren, weil sie krank, arbeitslos, arm oder anderweitig benachteiligt sind. Da ist es normal, dass sie sich um ihre Probleme sorgen, um die realen wie die hypothetischen.

Sich nicht den Hackern der Vorstellungskraft auszuliefern, sondern auf die konkrete unmittelbare Realität fokussiert zu bleiben, ist in einer stressigen Welt wie der unseren ganz besonders wichtig. Medienberichten über eher seltene, aber höchst dramatische Ereignisse wie Terrorangriffe oder Brückeneinstürze verleiht man im Hinblick auf die Einschätzung der eigenen Sicherheit gern zu viel „Gewicht". Wenn man beispielsweise hört, dass irgendjemand ganz unerwartet einen Herzinfarkt hatte, ist das für die eigene Realität eigentlich nicht von Belang, aber Klebeköpfe machen solche ungewöhnlichen oder unglücklichen Sachverhalte zu ihrer höchstpersönlichen Sorge.

3.3.5 Der Einfluss von Werten

Die Intensität der Ängste hängt auch davon ab, wie sehr einem das Erwartete oder zu Entscheidende am Herzen liegt. So macht man sich um ungelegte Eier, die einem eher unwichtig sind, seltener Sorgen und malt sich keine katastrophalen Szenarien aus. Je gleichgültiger einem ist, worauf eine Entscheidung hinausläuft, desto geringer ist die Qual der Wahl.

Umgekehrt steigt die Erwartungsangst mit zunehmender Wichtigkeit. Je mehr persönlich auf dem Spiel steht, desto stärker verklebt der Kopf und desto höher steigt die Angst. Wenn Sie beispielsweise auf eine bestimmte Arbeitsstelle erpicht sind, werden Sie vor der Bewerbung viel mehr Angst haben, als wenn Sie noch andere Angebote hätten oder den Job eigentlich gar nicht haben wollen. Gehört Großzügigkeit zu Ihren Werten, dann könnte Ihnen die Entscheidung über die Höhe Ihrer Spende an eine gemeinnützige Organisation Bauchschmerzen bereiten oder zumindest schwerfallen, wohingegen Ihnen Entscheidungen über andere Ausgaben vielleicht ganz leichtfallen. Oder falls Ihnen Menschenfreundlichkeit wertvoll ist und Sie niemandem auch nur ein Haar krümmen wollten, dann könnte der Umgang mit Menschen, die Unterstützung benötigen oder für die Sie Verantwortung tragen, mehr Erwartungsangst auslösen als der Umgang mit anderen.

WIE SIEHT DAS BEI IHNEN AUS?

1. Wie Sie inzwischen wissen, besteht Erwartungsangst teilweise aus automatischen Gehirnprozessen, die sich außerhalb Ihrer Kontrolle befinden, teilweise aber auch aus veränderbaren. Denken Sie nun an eine Situation, in der Sie Erwartungsangst hatten. Welchen Teil davon konnten Sie steuern und welchen nicht?
2. Schätzen Sie die Höhe Ihrer Angstsensibilität ein. Sie können hierfür den Angstsensibilitätsindex (ASI) nutzen, der z. B. zwischen folgenden Abstufungen unterscheidet:
   - Wenn mein Herz heftig pocht, macht mir das Angst.
   - Wenn ich eine Enge in meiner Brust verspüre, habe ich Angst, nicht mehr richtig atmen zu können.
   - Wenn ich nicht klar denken kann, habe ich Angst, dass etwas mit mir nicht stimmt.

   In weiteren Beschreibungen geht es um die Angst, sich zu blamieren, vor Herzflattern, Seitenstichen, im Beisein anderer in Schweiß auszubrechen oder rot anzulaufen, verrückt zu werden. Für welche Ängste sind Sie empfindlich?
3. Notieren Sie sich all die Momente in Ihrem Leben, in denen Ihr Kopf klebriger als sonst ist. Erkennen Sie ein Muster?

Zusammenfassung

Wir haben gesehen, wie der normale Gehirnschaltkreis für Furcht aus bestimmten Gedanken, Empfindungen, Erinnerungen und Vorstellungen auf direktem Weg eine real nicht gegebene Gefahr ableitet. Wir haben außerdem Angstsensibilität und den Klebekopf als zwei Eigenschaften erkannt, die sich verstärkend auf die Erfahrung von Erwartungsangst und chronischer Unentschlossenheit auswirken. Auch Stressfaktoren aus der Umwelt haben einen gewissen Einfluss.

Im nächsten Kapitel geht es um die wichtige Rolle der Vermeidung. Diese ist ein natürlicher Schutzreflex im Fall einer Bedrohung. Besteht eigentlich keine und reagiert man stattdessen auf Sorgen, negative Emotionen oder scheinbar unerträgliche Gefühle mit Vermeidung, dann geht sie nach hinten los und produziert noch mehr Erwartungsangst.

4. Vermeidung: Wie Erwartungsangst und chronische Unentschlossenheit sich einnisten

In den vorigen Kapiteln haben wir Erwartungsangst als dritte Schicht der Angst definiert sowie chronische Unentschlossenheit als eine in die Sackgasse führende Gewohnheit, sich nicht zu entscheiden. Erwartungsangst lenkt die Aufmerksamkeit auf mögliche Widrigkeiten und Katastrophenszenarien. In diesem Kapitel nun erfahren Sie, wie diese Schauergeschichten lähmen, wie sie dazu führen, dass man alles Beängstigende, Unangenehme und Unerfreuliche weder fühlen noch empfinden oder denken will. Wir werden Ihnen erklären, warum dieser mächtige Vermeidungswunsch seinerseits Erwartungsangst erzeugt, aufrechterhält und verstärkt. Aus diesem Kreislauf kommen Sie frei, wenn Sie ihn durchbrechen. Dazu werden wir Ihnen die offensichtlichen und weniger offensichtlichen Wege des Vermeidens zeigen. Denn nur wenn Sie Ihr eigenes Vermeidungsverhalten durchschauen, können Sie lernen, anders damit umzugehen.

Vermeidung nimmt wirklich alle erdenklichen Formen an und sorgt dafür, dass Sie dauerhaft unter Erwartungsangst und chronischer Unentschlossenheit leiden. Sie tut das ganz unverblümt, manchmal aber auch sehr subtil und ohne dass Sie oder Ihr Umfeld es überhaupt merken. Des Weiteren meiden manche eher Verhaltensweisen (Dinge, die Sie tun oder nicht tun) und andere eher Erlebensweisen (Gedanken und Gefühle). Doch egal, zu welchem Typ Sie gehören – Sie müssen als Erstes erkennen, wie Sie vermeiden. Nur dann geht es bergauf.

4.1 Vermeidende Verhaltensweisen

Vermeidung kann über das Verhalten geschehen, sowohl über Handlungen als auch über Unterlassung, etwa indem man eine Entscheidung aufschiebt oder sie erst gar nicht trifft. Das kann bewusst und geplant geschehen: Sie sagen einen Termin ab, verweigern sich einer herausfordernden Aufgabe, fahren über Land statt auf der Autobahn oder bitten Ihre Beifahrerin, beim Überqueren einer Brücke das Steuer zu übernehmen. Manchmal geschieht es auch verdeckt, etwa wenn man Angst hat, mit einem Kind allein zu sein, weil man dann Dinge denken könnte, die man nicht denken will und einen Freund dabei hat, um das zu vermeiden. Oder wenn man nur Gangplätze bucht, weil man von dort aus freie Bahn hat und bei Panik schneller wegkommt.

Wenn das Verhalten jedoch ganz automatisch und unbewusst abläuft, dann ist nicht unmittelbar klar, dass es sich um Vermeidung handelt. Es sieht dann eher nach einer Gewohnheit aus, nach einer Methode, mit Stress fertigzuwerden oder wie etwas, das man halt immer schon so getan hat, ein Automatismus wie beispielsweise jeden Abend zu beschäftigt für Verabredungen zu sein, gegen die unerträgliche Stille den Fernseher einzuschalten und davor einzuschlafen oder überall das Handy mit dabeizuhaben. In der Psychologie nennt man das „Sicherheitsverhalten".

4.2 Vermeidende Erlebensweisen

Bei dieser Vermeidungsform ist man darauf erpicht, unerwünschte Gedanken, Gefühle und Empfindungen fernzuhalten. Dies kostet Mühe, ob es nun absichtlich oder unbewusst und automatisch geschieht.

Manchmal funktioniert es durch Ablenkung, indem man sich beispielsweise einer anderen Sache zuwendet, eine Melodie summt oder Hintergrundmusik hört. Oder indem man sich auf den Atem konzentriert, um nicht wütend zu werden oder von einem unangenehmen Gesprächsthema zu einem anderen wechselt. Man kann abtauchen, dichtmachen, sich langweilen, „einfach verpeilt" sein, zu viel schlafen, unaufmerksam sein oder sich verkriechen. Man kann sich aber auch aufregen, einen Streit vom Zaun brechen, in Harnisch geraten oder wie ein Wasserfall reden (nur nicht über das, worum es eigentlich geht).

Eine vermeidende Erlebensweise hat mit dem Gefühl der Dringlichkeit zu tun, das der Alarm auslöst. Ist dieser falsch, ist es unangemessen und sollte ignoriert werden. Für chronisch Unentschlossene, die tatsächlich vor einer Entscheidung stehen, ist das höchst problematisch, und deswegen versuchen sie offensichtlich, es durch Leugnen, Wegargumentieren und Vergessen zu übertönen.

Sich selbst einzureden, dass etwas nicht dringend ist, mindert vorübergehend den Entscheidungsstress. Wird dies zur Gewohnheit, wirkt es auf gesteigerte Erwartungsangst und chronische Unentschlossenheit wie Dünger. Die vorübergehende Entspannung fühlt sich an wie eine Belohnung für das stressvermeidende Aufschieben der Entscheidung (mehr dazu später). „Aufschieberitis" als Ursache für verpasste Chancen und Sackgassen ist eine Kombination aus erlebens- und verhaltensbasierter Vermeidung.

Achtung: Überhaupt nicht offensichtlich und daher am meisten missverstanden – aber auch am weitesten verbreitet – ist diese vermeidende Erlebensweise: *Fühlen durch Denken zu ersetzen.* Die direkte Erfahrung aller möglichen negativen Emotionen wie Angst, Abscheu, Scham, Verunsicherung und Traurigkeit wird durch aktiven Gebrauch des Verstandes umgangen. Die Gedanken rasen und machen „Lärm“, um die unangenehmen Emotionen ins Abseits zu manövrieren.

Fakt ist: Fühlen durch Denken zu ersetzen, ist eine Art der Vermeidung.

Im ersten Kapitel hatten wir die zweiteilige Sorge angesprochen: Zuerst kommt der bangemachende Gedanke (meist entlang von: „Was ist, wenn [etwas Schlimmes] passiert?) – Erwartungsangst – und dann der angstmindernde Gedanke – die vermeidende Erlebensweise: kopflastige Streitgespräche, Planungen, Analysen oder „Coping-Maßnahmen“. Diese zweite Sorgenkomponente liebt die Wiederholung, sie kann sich um sich selbst drehen, Schleifen legen und endlos dasselbe „wiederkäuen“.

Repetitives Grübeln über mögliche Lösungen unlösbarer Probleme und Antworten auf unbeantwortbare Fragen dient – meist unwissentlich – dem Ersatz von Gefühlen durch Gedanken. Denn die von der Was-ist-wenn-Sorgenkomponente ausgelösten Reaktionen wie Verunsicherung, Zweifel und Ungewissheit sind unangenehm und gehören abgewehrt. Grübeleien sind aber nicht einfach nur ein unbewusster Teil der Sorge, sondern durchaus absichtsvoll und können daher – sobald man sich darüber klar geworden ist – verändert werden.

Auf den ersten Blick erscheint das widersprüchlich. Wenn Sie sich aber vergegenwärtigen, dass die Sorge aus zwei verschiedenen Komponenten besteht, wird klar, weshalb es nach hinten losgeht, wenn man Fühlen durch Denken ersetzt. Ein simples Beispiel: „Was ist, wenn ich auf jemanden zugehe und einen Korb bekomme?“ (Automatischer Angstanstieg) „Na dann suchst du halt weiter. Irgendjemanden wirst du schon finden, meinst du nicht?“ (Absichtliche Angstminderung) „Ja, aber was ist, wenn nicht? Dann werde ich zeitlebens allein sein!“ (Automatischer Angstanstieg) „Keine Sorge – irgendwann wird sich was ergeben.“ (Absichtliche Angstminderung). „Woher willst du das wissen? Sicher ist das nicht.“ (Automatischer Angstanstieg)

Besorgnis ist wirklich faszinierend. Sie löst nicht nur Alarm aus und steigert die Angst. Sie *senkt* sie auch, nämlich indem sie den präfrontalen Kortex aktiviert und damit das angstreaktionsgenerierende System herunterkühlt. Die Beschäftigung des Gehirns mit Denken, Planen und Analysieren – also mit Tätigkeiten, die den präfrontalen Kortex in Anspruch nehmen – reduziert gleichzeitig die Aktivität im Angstschaltkreis (Arco & Mora 2009; Wu et al. 2019). Das heißt: Die zweite Komponente der Sorge – der Versuch, die Was-ist-wenn-fragenden Gedanken zufriedenstellend zu beantworten – mindert die Intensität der limbischen Aktivität (des alarmauslösenden Hirnschaltkreises) und infolgedessen auch die Angst. Somit funktioniert der Grübelteil der Sorge auch als Vermeidung.

Fakt ist: Sorge erhöht und senkt die Angsterregung in einer Endlosschleife.

Eine weitere vermeidende Erlebensweise ersetzt die Angst durch eine andere negative Emotion, meist in Form einer automatischen Reaktion. So ist es nicht ungewöhnlich, bei der aufwallenden Erregung des bangemachenden Gedankens oder Bilds sofort auf Wut, Selbstvorwürfe oder gar Traurigkeit umzuschalten und die Angst damit auszublenden.

Ein Patient sah, wie seine kleine Tochter auf dem Spielplatz einen Unfall hatte. Obwohl alles gleich wieder in Ordnung war, blitzte in seiner Vorstellung das Bild schwerer Verletzungen auf. Ehe er sich versah, fiel er wutentbrannt über den Aufsichthabenden her. Anschließend machte er sich Vorwürfe, nicht genug Erkundigungen über ihn und die Sicherheitsvorkehrungen des Spielplatzes eingeholt zu haben. Er merkte, dass er völlig überreagierte, fühlte sich aber trotzdem betrogen und getäuscht. Durch diese Gefühle konnte er sich dem direkten Erleben der Angst entziehen, wenn auch nur kurzzeitig.

Wem Wut lieber ist als Angst, reagiert aus Gewohnheit ärgerlich, frustriert oder zornig. Andere verlagern sich im Nu auf Selbstvorwürfe, Niedergeschlagenheit oder Pessimismus. Diese Ersatzgefühle sind zwar auch nicht so angenehm, erfüllen jedoch ebenso gut die Aufgabe des Vermeidens und bestärken damit die Neigung zu Erwartungsangst.

Und wenn Sie schließlich daran gewöhnt sind, Ihre Angst mithilfe der Vermeidung in den Griff zu bekommen, werden Sie staunen, wie erfolglos das ist. Da Ihre Bemühungen langfristig sogar zu *mehr* Angst führen, schaden Sie sich damit im Endeffekt nur selbst. Einzig die Erkenntnis der Erwartungsangst wird Sie auf weitaus konstruktivere Bahnen lenken.

Es folgt eine unvollständige Liste mit vermeidenden Verhaltens- und Erlebensstrategien. Lesen Sie sie durch und überlegen Sie, in welchen Sie sich wiederfinden. Denken Sie daran, dass es sich lediglich um Beispiele handelt und dass jede Art der Angstabwehr eine Art der Vermeidung ist.

Komplett vermeidende Verhaltensweisen:

- Tu es nicht.
- Verschieb es.
- Geh nicht hin.
- Delegier es.
- Überlass die Entscheidung oder Auswahl jemand anderem.

Teilweise vermeidende Verhaltensweisen:

- Tu es, aber nicht so lange.
- Tu nur einen Teil davon.
- Meide Stoßzeiten, Aufzüge mit vielen Menschen und Höhen ab einer bestimmten Anzahl von Metern.
- Wenn du irgendwo gehst, nimm immer jemand anderen, dein Handy oder eine Beruhigungstablette mit.
- Bleib während der Verabredung oder Veranstaltung per SMS mit jemand anderem in Kontakt.
- Lass dir immer eine Hintertür offen.
- Umgeh alles, was unterwegs bei dir Angst auslösen könnte.
- Hör nebenbei einen Podcast.
- Lenk dich bewusst ab.

Kognitive Rituale:

- Trag das *richtige* Hemd.
- Betrete den Aufzug mit dem *richtigen* Fuß.
- Wiederhole beruhigende Sprüche wie: „Gott ist gut und wird mich beschützen."
- Denk daran, dass du jederzeit einen Angstblocker nehmen kannst.
- Sag dir bei jeder Beunruhigung: „Das ist bloß Angst, alles wird gut."
- Lies dir immer wieder deine Für-und Wider-Liste durch.

Wirkungslose Sicherheitsmaßnahmen („Coping-Skills"):

- Stell dir einen Menschen vor, den du um Hilfe bitten könntest.
- Hab „für den Notfall" immer Wasser, ein Haustier oder ein Handy dabei.
- Denk daran, dass du dich später waschen, umziehen oder herrichten kannst.
- Kauf alles und plane, das meiste davon später wieder zurückzugeben.
- Beschließe, dich später zu entscheiden.
- Recherchiere vorher Zufluchtsorte oder Sicherheitsleute – „für alle Fälle".
- Führ dir immer wieder die geringe Wahrscheinlichkeit von Katastrophen vor Augen.

Vermeidende Erlebensweisen:

- Konzentrier dich auf deinen Atem, um nicht wütend zu werden.
- Setz eine Sonnenbrille auf und tu, als wärst du unsichtbar.
- Zähl im Stillen, bis es vorüber ist.
- Mach ein Nickerchen, bis du bereit bist.
- Spiel zur Ablenkung auf dem Handy.

- Versetze dich in deiner Vorstellung an einem anderen Ort.
- Kenne deine Fluchtmöglichkeiten und habe sie überall und jederzeit im Blick.
- Grüble über deine Besorgnis erregenden „Was-ist-wenn-Gedanken“ nach.
- Ärgere dich, wenn etwas bei dir Angst auslöst.

Als Nächstes untersuchen wir genauer, warum Vermeidung, besonders aber der zweite Teil der Sorge (kopflastige Erklärungen und Analysen, Selbstberuhigung, Grübeln, Problemlösen), nicht gegen Erwartungsangst hilft. Oberflächlich scheint es sie zu mindern, aber in Wahrheit verhält es sich genau umgekehrt.

4.3 Wie Vermeidung Erwartungsangst und chronische Unentschlossenheit verstärkt

Vermeidung funktioniert wie negative Verstärkung: Sie kurbelt die Erwartungsangst an. Als Erstes schauen wir uns an, wie das kommt und wie dadurch die wertvolle Chance verloren geht, Erwartungsangst und chronische Unentschlossenheit erkennen zu lernen und zu überwinden.

4.3.1 *Negative Verstärkung*

Auch wenn es so klingen mag – negative Verstärkung hat nichts, aber auch gar nichts mit Strafe zu tun. In der Psychologie bezeichnet der Begriff „Verstärkung“ eine Reaktion, die ein Verhalten bestärkt. Meistens denken wir dabei an Belohnungen, wie man einem Hund beibringt, auf den Befehl „Sitz!“ zu gehorchen: Er setzt sich hin, Sie loben ihn und sagen: „Braver Hund!“, Sie tätscheln ihn und geben ihm ein Leckerli. Dies sind Belohnungen bzw. „positive Verstärkungen“.

Von einer positiven Verstärkung ist die Rede, wenn man dem Verhalten zu dessen Verstärkung etwas Positives hinzufügt. *Und was bewirkt negative Verstärkung? Wenn man dem Verhalten zu dessen Verstärkung etwas Negatives wegnimmt.* Das Nachlassen von Schmerz oder Missbehagen (z. B. Angst) – und darauf kommt es an – wird als zunehmend angenehm empfunden.

Weitere Beispiele: Wenn Sie heftige Kopfschmerzen haben und eine Tablette nehmen, werden Sie beim nächsten Mal wahrscheinlich wieder zu diesem Mittel greifen. Das Nachlassen des Schmerzes ist die negative Verstärkung, das Tablettenschlucken das verstärkte Verhalten.

Oder Sie schlafen und der Wecker klingelt. Dieses Geräusch ist nervig, also stehen Sie auf und stellen es ab. Die Beseitigung des nervigen Geräuschs ist die Verstärkung, Aufstehen das Verhalten.

Oder Sie fahren Auto und es fängt an zu regnen. Weil die nasse Windschutzscheibe Ihre Sicht behindert, schalten Sie die Scheibenwischer an. Weil Sie klarer sehen, wird das Autofahren weniger unangenehm. Die Reduzierung des Unbehagens ist eine negative Verstärkung des Verhaltens, das im Anschalten der Scheibenwischer besteht. Die negative Verstärkung ist – genau wie die positive – eine Art zu lernen.

Merken Sie sich die positive Verstärkung als „plus angenehme Folgen" und die negative als „minus unangenehme Folgen".

4.3.2 *Erwartungsangst wird durch Vermeidung negativ verstärkt*

Das Verlangen nach Vermeidung ist so stark, weil sie bei Angst umgehend für Erleichterung sorgt. Nur leider währt diese nur kurz, da die Angstminderung die ursprüngliche Erwartungsangst negativ verstärkt. Bestimmt haben Sie das schon bei sich selbst festgestellt: Die Vermeidung nimmt Ihnen die Kontrolle und schiebt sie der Erwartungsangst zu.

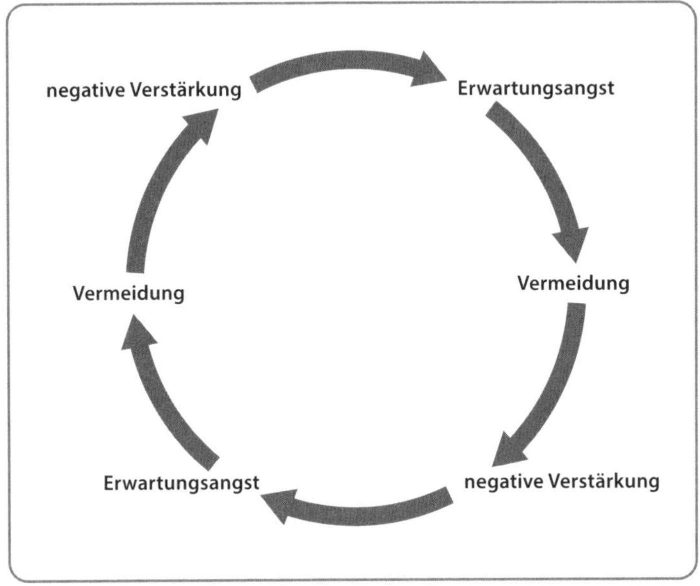

Abbildung 7: Der Kreislauf aus Vermeidung und negativer Verstärkung

Wie jede Art von Verstärkung fördert auch die negative die Häufigkeit, Intensität und Dauer des Verhaltens. So sorgt die Vermeidung äußerst effektiv dafür, dass der Was-ist-wenn-Gedanke häufiger wiederkehrt und dass die damit einhergehenden Gefühle intensiver sind und länger andauern.

4.3.3 Vermeidung blockiert den Lernprozess

Vermeidung macht jede Überprüfung von Was-ist-wenn-Gedanken und Katastrophenfantasien auf ihren Wahrheitsgehalt unmöglich. Sie behindert Sie darin zu lernen, dass Erwartungsangst keine sehr präzise Zukunftsprognose darstellt. Mit anderen Worten: Vermeidung nimmt Ihnen die Chance herauszufinden, dass sie überflüssig war! Ihr schreiben Sie es zu, wenn Sie Erleichterung verspüren. Ja sogar Ihr Leben, glauben Sie, hängt davon ab: „Ohne Beruhigungsmittel, deine Unterstützung, den Fluchtplan oder den vorzeitigen Abbruch hätte ich das nicht geschafft." Dabei war es nur ein Papiertiger. Sie sind ihm auf den Leim gegangen und haben sich von ihm provozieren lassen. Aber wegen der Vermeidung durchschauen Sie das nicht und können ihn nicht entlarven.

Wenn Sie etwas vermeiden, vor dem Sie sich fürchten, verbauen Sie sich die Chance, im Nachhinein festzustellen, dass es gar nicht so schlimm war, jemanden anzurufen oder Bus zu fahren oder was auch immer. Sie finden nie heraus, dass Sie gleich, nachdem Sie sich auf nur eine Möglichkeit unter vielen festgelegt haben, alle anderen sofort wieder vergessen oder dass Sie stärker, schlauer, kompetenter und flexibler sind und dass Sie besser damit zurechtkommen, wenn Sie sich irren oder einen Fehler machen, als Sie denken. Sie finden nie heraus, dass Sie keine Begleitung nötig haben und eine Stunde lang ohne Ihr Handy überleben können. *Sie bekommen nie eine Chance sich zu beweisen, dass Sie's draufhaben!* Sie können nie die Erfahrung machen, dass Sie sich auf der Stelle anpassen, etwas Neues lernen und Gefühle wie Reue, Beschämung oder Zurückweisung aushalten können. Sie schaffen es nie, Selbstvertrauen und Zuversicht aufzubauen.

Ja wirklich – wenn Sie keine neuen Erfahrungen machen, die Ihre Annahmen über sich selbst widerlegen, werden Sie sich auf Erinnerungen und Vorstellungen verlassen und daran hängenbleiben. Ihr Gehirn folgt den ausgetretenen Bahnen. *Weiter kommt man nur, indem man die Vermeidung meidet.*

Fakt ist: Vermeidung raubt die Möglichkeit, sich in einer Sache als kompetent zu erleben und ist ein negativer Verstärker der Angst.

WIE SIEHT DAS BEI IHNEN AUS?

Falls Sie keine Fortschritte machen – beim Überwinden Ihrer Ängste und in puncto Vertrauen in Ihre Entscheidungsfähigkeit –, trägt Vermeidung auf irgendeine Weise dazu bei, dass es Ihnen schlecht geht. Versuchen Sie, die Muster Ihrer vermeidenden Verhaltens- und Erlebensweisen zu erkennen. Manche sind vielleicht nicht sofort sichtbar, doch wenn Sie wissen, was geschieht, können Sie die noch folgenden therapeutischen Schritte besser gehen.

Zusammenfassung

In diesem Kapitel haben wir das Thema Vermeidung vertieft, vor allem auch die Frage, wie sie Ihre Angst aufrechterhält und Sie in der Sackgasse sitzen lässt. Wir haben erklärt, was geschieht, wenn das Gehirn in Form von Vermeidung auf Reize reagiert. Wir haben die mehr oder weniger subtilen vermeidenden Verhaltens- und Erlebensweisen beschrieben. Und wir haben gezeigt, wie Vermeidung als negative Verstärkung fungiert und Lernprozesse blockiert.

Im nächsten Kapitel zeigen wir Ihnen, wie Angstdenken Ihre Vorstellungskraft hackt und Verzerrungen kreiert, wie sie das Gefühl übertreibt, Sie könnten in Gefahr schweben und Ihren gesunden Menschenverstand unterwandert.

5. | Von der eigenen Fantasie gekapert

17 Jahre lang leitete ich (Dr. Seif) das größte US-amerikanische Anti-Flugangst-Programm. Es ging über sechs Wochen und fand direkt am New Yorker Flughafen in einer Maschine am Boden statt. Zum Abschluss flogen wir nach Boston. Alle Teilnehmenden fürchteten sich sehr vor dem Fliegen. Manche hatten es schon zehn oder zwanzig Jahre nicht getan, manche sogar noch nie. Es kam auch vor, dass jemand einen Flug gebucht hatte, nach dem Einstieg Panik bekam und kurz vor dem Start die Flucht ergriff. Die meisten hatten schon mehrmals Flüge storniert. Einige hatten wegen ihrer Flugangst sogar ihre Arbeit verloren oder konnten ihre Lieben auf der anderen Seite des Kontinents oder Ozeans nicht besuchen.

Ihre Befürchtungen klangen recht ähnlich: „Bin ich erst einmal in der Maschine, gibt es kein Zurück mehr. Wenn ich Panik bekomme, wenn das Flugzeug von furchtbaren Turbulenzen geschüttelt wird oder gar abstürzt, komme ich nicht raus. Dann stecke ich oben am Himmel in dieser Metallröhre fest. Dieser Gedanke jagt mir eine solche Angst ein, dass ich es einfach nicht über mich bringe."

Wie sich herausstellen sollte, gaben die meisten ziemlich schlechte Prognosen über ihr Flugverhalten ab. Denn fast alle, die es wagten, mit der Gruppe zu fliegen, überstanden das ausgezeichnet – ganz entgegen ihrer Vorhersage.

In Wahrheit waren all Flugangstbetroffenen ihrer Fantasie auf den Leim gegangen und Opfer ihrer Erwartungsangst geworden. Wie kann das sein?

5.1 Angstdenken blockiert den gesunden Menschenverstand

Wer von Ängsten geschüttelt wird, ist den Machenschaften der eigenen Vorstellungskraft ausgeliefert und verliert leicht die Bodenhaftung. Warum? Weil Angst bewusstseinsverändernd wirkt. Diesen Zustand nennen wir „Angstdenken". Es ist eine bewusste Folge dessen, dass das neurologische Alarmsystem auf die Vorstellung einer Gefahr reagiert. Da das Gehirn auf Gefahr programmiert ist, befolgt die Wahrnehmung bei Erregung des autonomen Nervensystems eine primitive Überlebensregel, die lautet: „Solange du keinen Beweis für das Gegenteil hast, geh von Gefahr aus." Bei den betroffenen Menschen verengt dieser Mechanismus die Wahrnehmung – sie sind wachsam auf diese Gefahr fixiert.

Daher funktioniert auch das Erwartungsangstdenken nach anderen Regeln als das „normale" Denken. Es verändert die Sicht auf die Welt und setzt ausgerechnet dann unter Entscheidungsdruck, wenn man in Entscheidungsschwierigkeiten steckt. Unter dem Einfluss des veränderten Bewusstseinszustands hat man keinen Zugang mehr zum Urteilsvermögen und damit auch kein Vertrauen mehr in diese Fähigkeit. Sobald aber klar ist, dass Angstdenken dahintersteckt, wird auch das Urteilsvermögen wieder zugänglich.

Es folgen nun sechs wichtige Faktoren, die erklären, weshalb es so schwierig ist, dem Angstdenken Paroli zu bieten und warum wir so leicht glauben, dass unsere hyperaktive Fantasie uns Tatsachen vorlegt, die der Aufmerksamkeit bedürfen.

5.1.1 Angstdenken ist selektiv und wittert überall Katastrophen

Bei Angstdenken stellt man sich vor, wie etwas auf eine Katastrophe hinausläuft und sagt diese voraus (Seif & Winston 2014). Man prophezeit düstere Szenarien, malt sich den Schlimmstfall aus und sieht fast nur noch Risiken, aber kaum noch Chancen. Wenn Sie beunruhigt sind, werden Sie von tausend – überwiegend gutartigen – möglichen Zukunftsszenarien unverhältnismäßig viel Zeit und mentale Energie für die ein oder zwei katastrophalen aufwenden, die zwar unwahrscheinlich, jedoch nicht völlig ausgeschlossen sind. Und das trifft ganz besonders zu, wenn Sie unter Erwartungsangst leiden und vor Entscheidungen zurückscheuen.

Beispiele fürs „Katastrophisieren": Man meint, man erträgt es nicht, zu einem Familienfest zu gehen, weil der / die Ex womöglich auch dort sein wird, und das könnte peinlich sein, oder man könnte in Panik geraten und sich vor den anderen lächerlich machen. Oder jemand sagt immer wieder den Termin für das ärztlich verordnete MRT zur Abklärung seiner Magenschmerzen ab. Mal glaubt er, dass er es in der engen Kernspinröhre nicht aushalten wird und mittendrin abbrechen will, mal befürchtet er die Diagnose einer unheilbaren Krankheit.

Der Schlimmstfall kann zwar nicht völlig ausgeschlossen werden, ist aber sehr unwahrscheinlich. Die selektive Negativität des Angstdenkens jedoch lässt diese Möglichkeit als sehr naheliegend erscheinen, sodass man allein bei der Vorstellung automatisch in einen Erregungszustand gerät und überreagiert.

Im ruhigen Zustand weiß man, es gibt für nichts eine Garantie, und so begnügt man sich mit der Annahme, dass es meistens irgendwie gut abläuft und man andernfalls schon irgendwie zurechtkommen wird. Das Angstdenken hingegen malt riesige Schreckensbilder, die alle anderen Möglichkeiten in den Schatten stellen. Sie fesseln – buchstäblich – und lähmen.

5.1.2 *Angstdenken intensiviert das Risikoempfinden*

Wenn man etwas tun möchte, erhofft man sich davon einen Gewinn, den man gegen die möglichen Risiken abwägt. Sie wollen einen Spaziergang in Ihrem Kiez machen? Sie könnten von einem Auto überfahren werden oder hinfallen und sich ein Bein brechen. Trotzdem machen Sie Ihren Spaziergang. Unterschwellig haben Sie entschieden, dass ein Unglück äußerst unwahrscheinlich ist, also schließen Sie es aus und gehen los. Und nach diesem Muster verfahren Sie eigentlich meistens: Sie gehen einfach Ihrem Alltag nach und denken gar nicht über die Risiken nach, weil Sie bereits entschieden haben, dass sie gering sind und sinnvollerweise ignoriert werden können.

Im angstfreien Zustand geht man bei der Risikoeinschätzung ganz logisch vor: Wie wahrscheinlich ist ein Unglück (wie erwartbar ist, dass es eintritt?) und welcher Schaden ist zu erwarten (was steht auf dem Spiel)?

Angstdenken verzerrt das Ergebnis, weil es nur die Schadenseite im Blick hat und die Wahrscheinlichkeit außer Acht lässt. Angenommen, Sie hören kurz vor Ihrem Spaziergang in den Regionalnachrichten von einem Autofahrer, der nur eine Straße von Ihrem Haus entfernt die Kontrolle über sein Fahrzeug verloren und eine Fußgängerin angefahren hat. Sie erschrecken und denken: „Oh Mann, das hätte ja ich sein können! Dann wäre ich jetzt verletzt oder sogar tot!“ Das Angstdenken suggeriert Ihnen, Spaziergehen sei gefährlich. In diesem Zustand zählt nicht, dass die Wahrscheinlichkeit extrem gering ist, sondern nur das, was auf dem Spiel steht: „Was hätte passieren können, wenn ich da gewesen wäre? Und wenn ich überfahren worden wäre? Wenn ich auf dem Spaziergang gestorben wäre?“ Dann würden Sie den Spaziergang bleibenlassen und zukünftig einen Bogen um diese Straße machen.

Das nächste (gar nicht mal so selten vorkommende) Beispiel zeigt, wie unterschiedlich man mit seltsamen Angstgedanken umgehen kann: Jemand steht auf dem Balkon und hat plötzlich die Idee, er könnte herunterfallen oder springen wollen. „Was für ein bizarrer Einfall, wie absurd!“, denkt er und schon ist es vorbei: Auf dem Balkon zu bleiben ist nicht riskant. Wer sich jedoch permanent um seine geistige Gesundheit sorgt und sich vergewissert, dass alles in Ordnung ist, interpretiert einen solchen Gedanken als vielsagende Risikowarnung – und wird höchst alarmiert sofort vom Balkon gehen.

Menschen sind wirklich miserable Risikobewerter. Der wichtigste Faktor dabei ist doch, wie oft wir etwas tun! Je häufiger wir uns einer Sache aussetzen, desto weniger riskant wirkt sie. So fühlen sich selbst gefährliche Berufe nach einer Weile sicher an. Daraus folgt: Bei der Frage „Sicher oder nicht sicher?“ beziehungsweise „Tue ich es oder lasse ich es lieber?“ taugt das „Bauchgefühl“ nicht viel, denn es ist kein zuverlässiger Ratgeber.

Fakt ist: Das „Bauchgefühl“ ist kein zuverlässiger Ratgeber in Bezug auf Sicherheit.

5.1.3 Das Gedächtnis des Angstdenkens ist selektiv

Eine 58-jährige Klientin hatte schreckliche Angst davor, vor Publikum zu sprechen. Sie erzählte, sie habe zwei Vorträge gehalten und beide Male panische Angst bekommen, und das sei noch nie anders gewesen. Nach Abschluss der Therapie konnte sie es dann recht unerschrocken und da fiel es ihr wie Schuppen von den Augen: Rund vierzig Jahre lang war das eigentlich die Regel gewesen!

Dieses Phänomen, dass der ins Vergessen geratene problemlose Umgang mit Alltagsdingen wieder erinnert wird, sobald es einem besser geht, ist recht verbreitet. Plötzlich fallen einem all die gut verlaufenen Begegnungen mit anderen wieder ein, all die ohne endloses Zaudern erfolgreich bewältigten Aufgaben, all die angstfrei erlebten Situationen und Menschen. Bei starker Erwartungsangst und chronischer Unentschlossenheit jedoch erscheint praktisch jede Sekunde problematisch, obwohl das offensichtlich nicht stimmt.

Wie man inzwischen weiß, sind Erinnerungen keine fotografisch exakten Mitschnitte der Vergangenheit, sondern im Gegenteil schwammig und „retuschiert“. Waren auch Sie schon einmal felsenfest davon überzeugt, dass Sie sich an etwas ganz genau erinnern, und mussten, dann aber feststellen, dass Ihre Erinnerung verzerrt oder falsch war, vielleicht gar in krassem Widerspruch stand zu den Erinnerungen anderer Menschen? Dafür gibt es eine psychologische Erklärung. Wie man inzwischen weiß, werden emotional stark aufgeladene Erlebnisse viel lebhafter und intensiver erinnert als emotional neutrale (Kensinger 2009). Deshalb ruft das von Angst befallene Gedächtnis nur Fehler, Misserfolge, Verluste und Peinlichkeiten auf, während es Erfolge oder emotional neutrale Erlebnisse herunterspielt und weismacht, dass das Bevorstehende genauso schlimm sein wird wie die hervorgerufenen Erinnerungen.

Zudem wird laut dem Zeigarnik-Effekt (Koffka 1935) Unerledigtes und Unterbrochenes wesentlich detailgenauer erinnert als Vollendetes und Abgehaktes. Wer etwas tun will, es dann aber meidet oder wer mittendrin steckenbleibt, empfindet das als unerledigt. Mit der damit einhergehenden Angst und Unentschlossenheit bleibt es im Gedächtnis haften. So werden aufgegebene Versuche besonders gut erinnert und abgeschlossene Projekte viel leichter vergessen.

5.1.4 Angstdenken propagiert die Fiktion, Gedanken seien Warnungen

In unserem Buch *Tyrannen in meinem Kopf* (Winston & Seif 2018) haben wir über die vielen Fiktionen geschrieben, die Mythen, die sich um Gedanken ranken und über die daraus resultierenden Missverständnisse, die zu Erwartungsangst und chronischer Unentschlossenheit beitragen. Einige Beispiele:

Fiktion: Was man denkt, wird wahrscheinlich passieren. Das geht vollkommen an dem vorbei, was man inzwischen über Denkprozesse weiß. Was sich hinter dieser Fiktion verbirgt, ist die „Verschmelzung von Gedanke und Handlung" (Amir et al. 2001; Salkovskis 1985), auch unter dem Namen „magisches Denken" bekannt. Fakt ist: Gedanken sagen nicht voraus, was als Nächstes geschieht. Sie sind weder Vorboten kommenden Unheils noch böse Omen. Sie warnen nicht vor Flugzeugabstürzen, Verkehrsunfällen oder Naturkatastrophen. Erst recht können sie nichts verursachen. Gedanken haben keinen Einfluss auf die Wahrscheinlichkeiten in der Wirklichkeit. Weder bewegen sie Gegenstände noch verletzen sie Menschen.

Fiktion: Was man denkt, wird wahrscheinlich nicht passieren (das Pendant zur vorigen Fiktion). Mit sorgenvollen Gedanken kann man niemanden beschützen oder seine Treue beweisen. Noch einmal: Gedanken haben keinen Einfluss auf die Wahrscheinlichkeiten in der Wirklichkeit. Man mag zwar das Gefühl haben, dass Sich-Sorgen vor Unheil bewahrt, doch in Wahrheit trainiert man nur sein Gehirn im Spiralendrehen. Wer aufhört, Dinge gedanklich steuern zu wollen, ist weder rücksichtslos noch gleichgültig.

Fiktion: Jeder Gedanke ist es wert, gedacht zu werden. Wie Kabelfernsehen verfügen wir innerlich über zahlreiche Kanäle, die verschiedene Gedanken gleichzeitig durch den Kopf transportieren. Man kann sich unmöglich mit allen auseinandersetzen, zumal manche nur Müll und Banalitäten ausstrahlen (wie diese TV-Sender mit Dauerwerbung und langweiligen Nachrichtenschleifen). Wenn Sie glauben, dass alle Gedanken es wert sind, gedacht zu werden und dann ein besonders aufdringlicher Gedanke herangerauscht kommt, dann werden Sie Ihre Aufmerksamkeit auf diesen einen Gedanken richten – egal wovon er handelt –, obwohl er sie nicht verdient hat und bedeutungslos ist. Müll kann im wahrsten Sinne des Wortes ungemein fesselnd sein!

Fiktion: Wiederkehrende Gedanken müssen wichtig sein. Die Wichtigkeit oder Bedeutung von Gedanken hängt kaum davon ab, wie oft sie auftauchen. Zur Wiederholung neigen ausgerechnet jene, die man abwehren und wegdrücken will, etwa indem man sich sagt: „Denk nicht an diese juckende Stelle!" oder: „Achte nicht auf den Krümel zwischen ihren Zähnen!" Je stärker man den Gedanken zu verdrängen sucht, desto öfter wird er wiederkommen. Je mehr Energie man in ihn investiert, desto größer wird seine nervliche Vernetzung und desto wahrscheinlicher wird seine Wiederholung (Pittman & Karle 2015). Mit Wichtigkeit hat das alles nichts zu tun. Fakt ist: Dass bestimmte Gedanken immer wiederkommen und hängenbleiben, liegt am Widerstand gegen sie.

5.1.5 Angstdenken kann selbsterfüllende Prophezeiungen erzeugen

Für Angstdenken sieht die Welt feindselig und bedrohlich aus. Wenn man Ihnen vor einer Wanderung durch den Wald von gefährlichen Tieren berichtet, werden Sie sicherheitshalber auf dem Weg bleiben. Ein extrem risikoscheues Leben bedeutet, immer auf Sicherheit zu setzen, keine kreativen Sprünge zu machen, alles Neue und Unbekannte zu meiden. Wie aber kann man erfolgreich sein, wenn man zu ängstlich ist, um Neues auszuprobieren? Natürlich ist Ausprobieren keine Erfolgsgarantie – das pflegen wir auch unseren Patient:innen zu sagen – doch Nicht-Ausprobieren führt garantiert zum Misserfolg. Wenn Sie also befürchten, dass Sie einer Situation nicht gewachsen sind oder sich daneben benehmen, es nicht über die Brücke schaffen oder sich nicht zwischen all den Nagellacktönungen entscheiden können, dann steigt die Wahrscheinlichkeit, dass genau das eintritt.

Zahlreiche Beispiele veranschaulichen das: Sie versuchen, eine Gehaltserhöhung zu verhandeln, begründen sie aber zu zaghaft. Wenn Sie zum Karaoke gehen und – obwohl Sie das Lied heimlich stundenlang geübt haben – sich nicht ans Mikro wagen, dann verpassen Sie eine Chance. Wenn Sie „vergessen", sich für einen besseren Job zu bewerben, der mit vielen Reisen verbunden ist, dann bestärken Sie damit Ihre Annahme, dass Sie nie erfolgreich sein werden. Und wenn Sie sich nicht aus Ihrer Komfortzone heraustrauen, dann werden Sie sich die Möglichkeit verbauen, sich selbst mit ungeahnten Erfolgen zu überraschen.

5.1.6 *Angstdenken verstärkt das Gefühl der Dringlichkeit und schwächt die Fähigkeit zur Abgrenzung*

Normalerweise können wir in weiter Ferne liegende Möglichkeiten problemlos beiseiteschieben, solange sie noch nicht dran sind, noch kein Handlungsbedarf besteht oder noch nicht genug Informationen vorhanden sind. Bei Angst jedoch scheint alles Beunruhigende dringendes Handeln zu fordern. Wir verlieren den Abstand dazu, können es eben nicht mehr beiseiteschieben und erst einmal „auf Halde legen". Kaum setzt das Angstdenken ein, rückt die Sorge an vorderste Front, nimmt die ganze Aufmerksamkeit in Anspruch und verdrängt alles andere – erst recht bei Erwartungsangst. „Lass mal locker" – damit braucht man dem Angstdenken gar nicht erst kommen. Die Sorge klebt zu fest.

Der psychologische Fachbegriff für die Fähigkeit, etwas gleichzeitig zu wissen und nicht zu wissen lautet „Dissoziation" (Abspaltung bzw. „gesunde Verdrängung", Wang et al. 2019.) Sich von etwas abzugrenzen kann von Nutzen sein, etwa um sich an dem Abend vor einem wichtigen Termin mit einem Film abzulenken und danach besser einzuschlafen. Dieselbe Fähigkeit ist dafür verantwortlich, dass man abstrakt um die Möglichkeit tödlicher Verkehrsunfälle weiß und trotzdem jeden Tag problemlos Auto fährt. Ein bisschen hilfreiche Abspaltung ist nötig, um sich aus den Fängen der Sorgen zu lösen und sich mit mehr Abstand und Zeit einen Überblick zu verschaffen. Angstdenken schränkt diese Fähigkeit ein beziehungsweise steht ihr im Weg.

Zu viel Angst mit zu viel Stress kann umgekehrt die Abspaltung auf die Spitze treiben, besonders wenn ein Trauma mit im Spiel ist, aber auch, wenn der autonome Erregungszustand derart hoch ist, dass es schmerzt. Dies erklärt, warum man bei Erwartungsangst wichtige Daten, Termine und Verpflichtungen praktischerweise unbewusst vergisst und bei chronischer Unentschlossenheit Dinge verschiebt und verschleppt.

5.2 Widerstand ist zwecklos: Das Prinzip der paradoxen Bemühung

Hinter dem Begriff „paradoxe Bemühung" steht die Auffassung, dass es zwecklos ist, gegen angstvolle oder unerwünschte Gedanken und Gefühle zu kämpfen, weil das nach hinten losgeht. Besonders wichtig ist das im Hinblick auf das Angstdenken mit seiner Fixierung auf Gefahr und dem dringenden Verlangen, ihr zu entkommen: Eben diese Dringlichkeit führt aber dazu, dass man sich immer mehr anstrengen will.

In der Außenwelt kann Kraftanstrengung sehr wirkungsvoll sein. Wenn Sie einen Tisch woanders hinstellen wollen, tragen oder schieben sie ihn dorthin. Kraftanstrengung und Wirkung stehen hier in einer positiven Wechselbeziehung zueinander: Je mehr Sie sich anstrengen, ein Loch zu bohren oder ein Zimmer zu putzen, desto tiefer wird das Loch, desto sauberer wird das Zimmer.

In der Innenwelt, erst recht aber in Bezug auf Erwartungsangst und chronische Unentschlossenheit, gerät diese Wechselbeziehung in Schieflage. Je stärker Sie sich anstrengen, Besorgnis erregende Gedanken und beängstigende Gefühle loszuwerden, desto stärker und tiefer bohren sie sich fest. Der Psychologe und Sorgenspezialist David Carbonell (2016) schrieb: „Sie sind nicht beunruhigt, *obwohl* Sie sich solche Mühe geben, sondern *weil* Sie sich solche Mühe geben" (S. 79). Bei paradoxen Bemühungen tun Sie am besten nichts und lassen einfach Zeit verstreichen.

Wenn man diese Probleme mit bloßer gut gemeinter Anstrengung und Willenskraft überwinden könnte, würden Sie jetzt nicht unser Buch lesen. Man kann sich halt nicht dazu zwingen, etwas nicht zu denken, kann unerwünschte, überfallartig ins Bewusstsein dringende Gedanken, Gefühle, Bilder oder Empfindungen nicht mal eben so wegdrücken. So wie man im Restaurant den Streit am Nachbartisch nicht „nicht hören" kann, so kann man auch die Empfindungen des Angsterregungszustands, wie zum Beispiel lautes Herzklopfen und feuchte Hände, nicht „nicht fühlen", egal wie sehr man sich anstrengt. Und wenn Sie von einem abartigen oder widerlichen Gedanken überfallen werden und sich mit aller Macht dagegen wehren, dann wird er umso penetranter und aufdringlicher.

Zugegeben – wenn Sie Angst haben, können Sie sich eine Zeitlang ablenken, Ihre Aufmerksamkeit auf etwas anderes richten und darüber nachdenken. Und natürlich können Sie sich (mit zusammengeballten Fäusten) zwingen. Dann haben Sie immerhin eine Tortur überstanden, aber das baut weder Ihr Selbstvertrauen auf noch die Erwartungsangst ab. Tatsächlich sind diese kurzzeitigen Maßnahmen wie Ablenkung und Zwang mit geballten Fäusten nichts anderes als eine Art der Vermeidung (siehe Kap. 4), die, wie Sie ja inzwischen wissen, langfristig die Angst verstärkt. Sie können noch so tapfer sein und die besten Absichten verfolgen – die Angst mithilfe von Anstrengung und Willenskraft aus der Welt zu schaffen funktioniert auf Dauer nicht.

Erwartungsangst legt sich nur, wenn Sie sie in Ruhe lassen, so wie sie ist. Wenn Sie gegen sie ankämpfen oder an ihr herumdoktern – durch Grübeleien oder indem Sie ihr auf einem der vielen hier vorgestellten Wegen ausweichen, dann nimmt sie zu. Sich um jeden Preis und noch dazu hektisch und auf Erfolg erpicht beruhigen zu wollen ist so paradox, als würden Sie sich selbst anschreien: „Wenn du jetzt nicht sofort einschläfst, dann kannst du was erleben!"

Sie wissen ja: Sie brauchen nur die Erinnerung an die Panikattacke auf der Brücke wieder abzuspulen, Ihrer Fantasie in ein demütigendes Szenario zu folgen oder sich selbst mit Argusaugen zu überwachen, ob Sie mal wieder Ihrer Neigung zu „unguten Ahnungen" frönen – schon lässt sich Ihre Erwartungsangst nicht mehr ausblenden, anfechten oder wegdiskutieren. Je mehr Mühe Sie sich geben, desto fester haften Ihre Gedanken und desto schneller verpufft jede Selbstberuhigung.

Die paradoxe Bemühung könnte eine Erklärung dafür sein, weshalb so viele Betroffene resignieren und ihre Probleme als unlösbar betrachten oder als Teil ihrer Persönlichkeit („Ich bin halt so."). Dem widersprechen wir entschieden. Nehmen Sie unser Angebot eines völlig anderen Ansatzes an und Sie werden Ihre Erwartungsangst und chronische Unentschlossenheit überwinden.

Fakt ist: Bei Angst geht Anstrengung nach hinten los – je stärker man sich dagegenstemmt, desto stärker bohrt sie sich fest.

5.3 Kein Persönlichkeitsmerkmal, sondern ein Verhaltensmuster

Viele, die schon länger unter Erwartungsangst oder chronischer Unentschlossenheit leiden, integrieren dies in ihr Selbstbild und sagen Dinge wie: „Ich bin ein Aufschieber. Ich bin unzuverlässig. Ich bin faul. Erwarte keine verbindliche Zusage oder Pünktlichkeit von mir." Oder sie übersetzen ihre Ängstlichkeit und die Lähmung der Handlungsfähigkeit in ein angeschlagenes Selbstbewusstsein: „Ich habe keine Kraft, keinen Mut, es fehlt mir an Selbstvertrauen, ich bin schwach, ordne mich lieber unter."

Einige finden ihr Verhalten gerechtfertigt oder werten es als einen bewundernswerten Charakterzug, den sie verteidigen, obwohl er sie in ihrer Freiheit einschränkt: „Mehr als die meisten anderen Menschen achte ich auf Einzelheiten, ich bin sorgfältig, gründlich und angemessen vorsichtig." Die Wahl zu haben oder vernünftige Risiken einzugehen, widerstrebt ihnen, sie finden ihr Meideverhalten legitim und leugnen dessen negative Auswirkungen.

Andere sind so daran gewöhnt, alles Beunruhigende zu umschiffen, dass sie jeden Ehrgeiz verloren haben zu wachsen, zu experimentieren, sich auf Abenteuer einzulassen und Neues zu erleben. Sie sagen: „Ich bin ein Stubenhocker, Reisen ist mir nicht so wichtig, ich mag meinen geregelten Alltag."

Wenn Sie sich schicksalsergeben als eine „nervöse Person“ definieren, die immer schon so gewesen ist, die nicht gern etwas Neues macht oder die „kein Talent“ zum Entscheiden hat, unterstellen Sie, dies sei von Natur so gegeben. Andere sollen das gefälligst akzeptieren, denn Sie werden sich weder ändern noch dazulernen. Doch egal, wie sehr Sie sich einreden, dass die Erwartungsangst oder Unentschlossenheit zu Ihnen gehört, nach dem Motto: „So bin ich halt“ – Sie schränken sich damit nur grundlos ein. Selbst wenn Sie und vielleicht sogar ganze Generationen Ihrer Familie schon immer so waren – Ihre Verhaltensweisen sind keine permanenten Persönlichkeitsmerkmale, sondern Angstsymptome. Sie müssen nicht bis in alle Ewigkeit so bleiben, wenn Sie bereit dazu sind, andere Umgangsmöglichkeiten mit Ihren inneren Angstdialogen, Ihren Fehlalarmen und Zweifeln in Erwägung zu ziehen.

Fakt ist: Erwartungsangst und chronische Unentschlossenheit sind keine unveränderlichen Persönlichkeitsmerkmale, sondern Verhaltensmuster.

WIE SIEHT DAS BEI IHNEN AUS?

Da Sie mit den Erkennungszeichen und Kreisläufen Ihres Angstdenkens vertraut sind, können Sie nun herausfinden, wie Sie sich damit den Kaperangriffen Ihrer gehackten Fantasie ausliefern. Überlegen Sie, ob Sie sich auf Ihr „Bauchgefühl“ verlassen – und davon im Stich gelassen werden – und welche der Märchen über die angebliche Bedeutung und Macht der Gedanken Sie glauben. Vielleicht sogar alle??

Zusammenfassung

Dieses Kapitel handelte davon, wie sich das Denken bei Angst verändert und der gesunde Menschenverstand im Einschätzen von Risiken verloren geht, sodass Sie nicht mehr auf der Grundlage von Fakten entscheiden, sondern auf der von Besorgnis. Wir haben uns außerdem angeschaut, wie diese Art zu denken Ihre Vorstellungskraft „hackt“, sodass sie bei Ihnen ein übertriebenes Gefühl akuter Gefahr sowie Erwartungsangst und chronische Unentschlossenheit erzeugt.

6. Was Unentschlossenheit antreibt: Perfektionismus, ein Verlangen nach Gewissheit und Angst vor Reue

Im zweiten Kapitel haben wir chronische Unentschlossenheit als die gewohnheitsmäßige Vermeidung manchmal trivialer, manchmal aber auch folgenschwerer Entscheidungen definiert: An jedem Scheideweg bleibt man wie angewurzelt stehen. Des Weiteren war die Rede von dem Wechselspiel zwischen Erwartungsangst und chronischer Unentschlossenheit: Diese beruht häufig auf Erwartungsangst, welche wiederum die chronische Unentschlossenheit ankurbelt. Verantwortliche für Letzteres sind vornehmlich drei situationsunabhängige Faktoren, von denen dieses Kapitel handelt: das Streben nach Perfektion, das Verlangen nach Gewissheit und die Angst vor Reue.

6.1 Das Streben nach Perfektion

Wir sprechen von „Perfektionismus", wenn jemand das Bedürfnis oder gar den starken Drang hat, makellos zu sein beziehungsweise zu erscheinen. Man setzt sich schwindelerregend hohe Maßstäbe und bemüht sich, diesen gerecht zu werden. Über Erfolg oder Misserfolg befindet eine peinlich genaue Selbsteinschätzung.

Perfektionismus kennt keine Zwischentöne: Man kann nur perfekt oder nicht perfekt sein. Es gibt weder besser noch schlechter, nur richtig und falsch. Alle Entscheidungen, die man trifft und alles, was man zustande bekommt, wird durch diese verzerrte Linse betrachtet: Top oder Flop? In seiner radikalsten Form kann man sich an dem, was man geleistet hat, nur dann erfreuen oder zufrieden mit sich sein, wenn man allzeit perfekt abschneidet.

Die meisten Perfektionisten sind zu kultiviert, um zu glauben, dass sie mit keinem einzigen Makel behaftet sind. Denn Irren ist ja menschlich, und das passt nicht mit der Absolutheit des Perfektionismus zusammen. Also sagt man sich, man will nur „so gut wie irgend möglich" sein. Nur leider bedeutet das „so perfekt wie irgend möglich" und schützt nicht vor dem Alles-oder-Nichts-Denken („das Beste gegeben" versus „nicht das Beste gegeben").

Trotz der hohen Ansprüche, die diese Denkart stellt und trotz der Probleme, die sie verursacht, gilt sie als vermeintliche Hauptursache für Erfolg. Also steht erfolgsgekoppelter Perfektionismus ganz hoch im Kurs. Wer reichlich belohnt und mit Erfolg gekrönt, bewundert und beachtet wird und das seinem Perfektionismus zuschreibt, wird natürlich nicht von ihm lassen wollen, denn ohne ihn könnte der Weg direkt in die Motivationslosigkeit, Schlamperei oder Mittelmäßigkeit führen.

Doch jedes Mal, wenn man dem perfekten Zustand so nahe wie möglich kommen will, landet man in der Falle eines auf Makeln und Fehlern basierenden Bewertungssystems. *Perfektionisten bewerten sich nicht danach, wie gut sie abschneiden, sondern danach, wie weit sie unter ihrem Maßstab bleiben.* Stellen Sie sich vor, Sie nehmen an einer Prüfung teil, bei der Sie keine Punkte für richtige Antworten bekommen, sondern für falsche bestraft werden. Also schlottern Sie vor jeder Antwort, weil ein einziger Irrtum reicht, um Ihre Erfolgsaussichten zunichtezumachen. So sieht die Welt der Perfektionisten aus. Kein Wunder, dass Entscheidungen solche Qualen bereiten! Perfektionismus lässt eben keinen Spielraum für Fehler. Da gerät man leicht unter Druck. Für Menschen, die lernen wollen, selbstbewusster zu entscheiden und Ihr Repertoire an Fähigkeiten zu erweitern, ist dieses Lebenskonzept nicht gerade förderlich.

Alles, was neu für uns ist, beginnen wir als blutige Anfänger. Jede erfahrene, selbstsichere Person, die Sie kennen, hat ja irgendwann einmal unten auf der Leiter angefangen. In dieser Rolle kommt man sich meistens ein bisschen blöd vor, man ist nervös und fühlt sich unwohl. Aber man macht weiter, trifft die notwendige Entscheidung, trotz dieser Emotionen beziehungsweise mit ihnen. Denn wenn man wartet, bis sie sich verflüchtigt haben, steht man womöglich noch am Sankt-Nimmerleins-Tag an derselben Stelle! Das Alles-oder-Nichts-Denken des Perfektionismus lähmt und macht handlungs- und entscheidungsunfähig.

Die Devise des Perfektionismus lautet: Fehler sind für die Ewigkeit, nie können sie vergessen oder wieder gutgemacht werden. Deshalb ist der erste Eindruck unbedingt ausschlaggebend (niemand bekommt je eine zweite Chance), und man muss, egal, mit wem man es zu tun hat, immer „brillieren". Für „passt schon" ist da kein Platz. Und wenn man Fehler nur vermeiden kann, indem man gar nichts tut, dann ist die Gewohnheit, keine Entscheidungen zu treffen und auf der Stelle zu treten, goldrichtig. Ständig nach Perfektion zu streben ist, als wäre die Amygdala dauerhaft auf den Erstarrungsmodus der Angriff-Flucht-Erstarrungsreaktion festgelegt. Das kann nur lähmen.

Stellen Sie sich vor, Sie würden sich nicht so viel abverlangen. Wie wäre es, wenn Sie glauben könnten, dass jeder Fehler eine Gelegenheit bietet, es beim nächsten Mal besser zu machen? Was ist, wenn ein peinlicher Moment nur ein Meilenstein auf dem Weg zu einer positiven Veränderung ist? Wenn Sie sich auf die positiven Seiten der Unvollkommenheit statt auf die katastrophalen konzentrieren könnten?

Laut Chesterton (1956), einem christlichen Philosophen, ist alles, was es wert ist, getan zu werden, auch wert, schlecht getan zu werden. Damit wollte er unterstreichen, dass der Wert einer Handlung sich darin ermisst, wie sehr man sich an ihr erfreut und wächst, und nicht, ob alles glatt gegangen und man am Ziel angekommen ist. Dem Ziel entgegenzuwachsen und zu lernen, unterwegs zu experimentieren und gleichzeitig das „gut genug" zu akzeptieren, das ist ein Paradox, mit dem zu leben eine Herausforderung ist.

Ironischerweise steht die Anstrengung, die das Perfektsein-Wollen kostet, bei den meisten – wie gesagt – hoch im Kurs, in der falschen Annahme, sie führe zum Erfolg. Als würde man ohne ein unerreichbares Ideal unaufhaltsam in die Mittelmäßigkeit und Apathie schlittern und eine Bauchlandung machen. In Wahrheit erzielen fleißige und zielbewusste Nicht-Perfektionisten kein Mittelmaß, sondern Spitzenleistungen. Und haben noch dazu Spaß an ihrer Arbeit. Der kleinliche und gestrenge Perfektionismusaufseher hingegen lässt notwendige Ungewissheit als unerträglich erscheinen, vermiest die Freude am Lernprozess und erzeugt bei der Aussicht auf Entscheidungs- und Wahlfreiheit Schreckstarre.

Wahrscheinlich ist Perfektionismus in Werten verankert, die mit Leistung, Verantwortung und Ethik zu tun haben. Die braucht man nicht komplett fallen zu lassen – man sollte sie nur nicht ganz so verbissen und gnadenlos anwenden. Wer diesbezüglich inflexibel ist, nimmt manche Dinge zu Ungunsten anderer viel zu wichtig. Wer vor lauter Streben nach Vollkommenheit die Familie vernachlässigt oder zu viele Stunden auf das Tippen fehlerfreier E-Mails verschwendet, statt zu schlafen, bringt wertvolle Quellen der Zufriedenheit zum Versiegen.

Perfektionismus ist zudem ein Feind der Kreativität. Wer einzig darauf aus ist, dass etwas richtig wird, scheut vor Risiken zurück und kann sich nicht vertrauensvoll in das Wagnis des Schöpfungsakts stürzen. Ein Beispiel ist der Apple-Gründer Steve Jobs, ein bemerkenswert kreativer Mensch, dessen Risikobereitschaft Quantensprünge in der Computerwelt bewirkt hat. Obwohl viele seiner originellen Entscheidungen sich als unergiebig herausstellten, hörte er nie auf, welche zu treffen, denn er akzeptierte die Möglichkeit, Fehler zu machen. Er verließ Apple, gründete ein völlig anders gelagertes Unternehmen und als dieses keinen Erfolg hatte, kehrte er zehn Jahre später zurück. Doch dieser Teil seiner Laufbahn ist nicht im Gedächtnis haften geblieben.

Perfektionismus bereitet den Boden für unrealistische Erwartungen. Wer kaum weniger als Makellosigkeit als persönlichen Maßstab ansetzt, wird immer enttäuscht von sich sein. Der Schutz des Selbstwertgefühls und der Selbstachtung lastet schwer auf der Suche nach der richtigen Entscheidung. Wenn Sie nur zwischen großartig oder schrecklich wählen können, dann haben Sie nur Alles oder Nichts im Blick. Sie verlieren unweigerlich an Selbstvertrauen und setzen sich beim nächsten Mal noch stärker unter Druck, perfekt zu sein. Perfektionismus ist zu eng für Selbstmitgefühl, er lässt nicht zu, dass Sie sich dafür wertschätzen, wer Sie sind, statt für das, was Sie leisten.

Manche empfinden ihren Perfektionismus als Schutz vor dem Urteil anderer. Als ob Fehler den Ruf schädigen und sie unweigerlich in der Achtung ihrer Mitmenschen sinken würden. In Wirklichkeit bemerken diese es nicht oder nehmen es nicht so wichtig, weil sie meistens mit sich selbst beschäftigt sind. Und wahrscheinlich verstehen sie unter Perfektsein etwas ganz anderes. Wenn Carl Robbins (2016) mit Menschen arbeitet, die ihre Redekunst perfektionieren wollen, bittet er sie mittendrin zehn, fünfzehn Sekunden lang zu pausieren – und ihren makellosen Vortrag absichtlich zu „ruinieren". Die meisten Zuhörenden nehmen diese kurzen Unterbrechungen überhaupt nicht wahr und falls doch, dann interpretieren sie sie als rhetorische Betonung. Pausen fesseln die Aufmerksamkeit und machen die Rede spannender.

Etlichen Studien zufolge werden perfektionistische Menschen von anderen als kritischer, feindseliger und weniger liebenswürdig beurteilt als nicht-perfektionistische (Hewitt et al. 2019; Davis et al. 2018). Dies steht im krassen Widerspruch zu der (falschen) Annahme, dass Fehler Achtung und Sympathie schmälern. Eine perfekte Rede halten zu wollen kann dazu führen, dass man das Manuskript immer wieder überarbeitet, sich nie wirklich bereit fühlt, sie zu halten und das im Endeffekt vielleicht sogar bleiben lässt. Vollkommenheit ist unmöglich und daher keine gute Idee.

Wegen der untrennbaren Verbindung von Perfektionismus mit Alles-oder-Nichts-Denken ist Katastrophieren oft nicht weit. Wenn man nur die Wahl zwischen richtig und falsch hat, kann das Ergebnis nur gut oder schlecht ausfallen. Damit aber lastet auf jeder Entscheidung ein irrsinniger Druck, kann doch eine einzige falsche das perfektionistische Kartenhaus der „absolut richtigen" Ergebnisse zum Einstürzen bringen. Eine daneben gegangene Auswahlfrage im Schultest kann so zum Haar in der Suppe werden, das Lebenschancen vermasselt: auf einen Platz im Elite-College, den Spitzenjob, den Traumpartner und ein erfülltes Leben. Auch der Kauf eines Hauses ohne Garantie auf Wertsteigerung könnte den gesamten Finanzplan über den Haufen werfen. Weil eine Patientin sich die Last, eine perfekte Freundin zu sein, auferlegt hatte und glaubte, sie könne es nicht aushalten, Freunde zu enttäuschen, wollte sie lieber mit niemandem befreundet sein. Von Perfektionismus getriebenes Katastrophendenken bauscht jede Entscheidung zum potenziellen Desaster auf und feuert sowohl Erwartungsangst als auch den Widerwillen gegen Entscheidungen und verbindliche Zusagen immer weiter an.

Im Extremfall werden sogar triviale Entscheidungen zur Qual und fühlen sich wie gefährliche Risiken an. So rang eine Patientin mit der Frage, ob sie ihren Hund mit einem elektronischen Halsband erziehen sollte oder nicht. In ihrer Vorstellung hatte ihre Entscheidung fatale Konsequenzen: Ihr Hund könnte überfahren werden, ihre Tochter würde ihr die Schuld an seinem Tod geben – und ihr bliebe zur Wiedergutmachung nur der Selbstmord. Ein anderer Patient wollte Schuhe kaufen, fand jedoch jedes Paar entweder zu teuer oder zu billig, zu modisch oder zu altbacken, weswegen er sich dauernd umentschied und letzten Endes ganz verzichtete. In seinem Kopf spulte er folgendes Szenario ab: Er kauft die Schuhe, zieht sie einmal an, sie gefallen ihm nicht und er kann sie nicht zurückgegeben. Wegen der Geldverschwendung hat er derart schlechte Laune, dass seine Freundin genervt mit ihm Schluss macht und damit auch sein Liebesleben ein für alle Mal beendet, denn er wird sich nie wieder verlieben. Und so kam er zum Schluss, dass der Schuhkauf viel zu riskant war.

Fakt ist: Perfektionismus lähmt, indem er keinen Spielraum für Fehler lässt.

6.2 Das Verlangen nach Gewissheit

Bei näherem Hinsehen gibt es im Leben nur Weniges, dessen wir uns gewiss sein können. Jeder Entscheidung wohnt Ungewissheit inne, von den gewichtigsten (Habe ich den richtigen Menschen als Partner? Bringt es mich beruflich voran, wenn ich diese Stelle annehme?) bis zu den profansten (Welche Zahnbürste nehme ich, lieber eine blaue oder eine rote? Kaufe ich gerade wirklich das günstigste Produkt? Was esse ich zum Frühstück?). Wir können beinahe alles anzweifeln (Bin ich wirklich ein guter Mensch? Könnte das Flugzeug abstürzen? Habe ich womöglich eine latente Krankheit?). Meistens sind wir uns immerhin sicher genug (oder eine Entscheidung ist uns nicht ganz so wichtig), dass wir an unseren Zweifeln vorbei Pläne schmieden und diese einigermaßen zuversichtlich umsetzen.

Für chronisch Unentschlossene türmen sich Ungewissheit und Zweifel zu Barrieren auf, die jeden Entscheidungsprozess zum Stillstand bringen. Studien zeigen, dass das Bedürfnis nach Gewissheit – bzw. die Intoleranz für Ungewissheit – eine Hauptursache für die Häufigkeit von Ängsten ist (Grupe & Nitschke 2013). Es trägt auch ganz entscheidend zur chronischen Unentschlossenheit bei. Das Bedürfnis, sich sicher zu sein, kann uns lähmen. Schauen wir einmal, was das eigentlich heißt, wenn wir sagen, wir seien uns in unserer Entscheidung sicher.

6.2.1 Die Frage der Gewissheit

Jede Feststellung – sei sie trivial (Mein Füller enthält Tinte) oder existenziell (Meine Mutter / mein Partner / mein Kind ist am Leben) – birgt Ungewissheit. Bei beiden Fällen kann man sich erst sicher sein, wenn man sie überprüft hat. (Da Dinge sich jederzeit ändern können, müsste man eigentlich gleich noch einmal nachprüfen.) Trotzdem kommen die meisten Menschen ohne dem aus, weil sie sich sicher genug sind. Chronisch Unentschlossene haben jedoch so viele Zweifel, dass sie ihr Verlangen nach Gewissheit nicht stillen können. Diese Zweifel wollen wir nun genauer unter die Lupe nehmen.

Im Ungewissen zu sein ist nicht dasselbe wie nicht genug Fakten beisammen zu haben. Es handelt sich um eine von Gefühlen begleitete „Metakognition". Was das genau ist, untersuchen wir im nächsten Kapitel, einstweilen reicht die Definition: Ungewissheit bedeutet, sich dessen bewusst zu sein beziehungsweise zu wissen, dass man etwas nicht genau weiß. Dieses Gefühl des Nichtwissens kann emotional unterschiedlich gefärbt sein: freudig erregt (Wer wird das Fußballspiel gewinnen?), furchtsam (Was ist, wenn ich dem nicht gewachsen bin, was auf mich zukommt?), schamvoll (Wenn das passieren würde, könnte ich nie wieder in den Spiegel schauen.), aber auch neutral (Ich bin mir nicht sicher, ob ich das wirklich gesagt habe, aber eigentlich ist mir das auch egal.).

Fakt ist: Bange Ungewissheit ist das unangenehme Bewusstsein, etwas nicht mit Sicherheit zu wissen.

Manche Alltagszweifel legen sich schnell durch Fakten. (Heißt dieser Schauspieler wirklich so? Habe ich mein Sandwich aufgegessen? Habe ich die Mail schon abgeschickt?) Man vertraut einfach seinen fünf Sinnen und schaut beispielsweise nach, was Sache ist. (Ja, der heißt so. Der Teller ist leer – ich habe mein Sandwich aufgegessen. Nein, die E-Mail ist noch nicht raus.)

Es gibt aber auch anders geartete Zweifel, die der Fantasie entspringen, und bei denen kann man noch so oft nachschauen – sie werden sich nie legen, weil man sich nicht genügend Gewissheit verschaffen kann. Nehmen wir an, Sie fragen sich: „Habe ich den Herd abgeschaltet?" Sie stellen Ihre Sinneswahrnehmung infrage, schauen nach und sehen mit eigenen Augen: „Ja, er ist aus." Jetzt sind Sie sich sicher. Doch kaum sind Sie aus dem Haus, kommt dieser anders geartete Zweifel auf in Form einer Fantasiegeschichte über das, was Sie gerade gesehen haben: „Was ist, wenn ich nicht sorgfältig genug nachgeschaut habe oder wenn ich den Herd beim Nachschauen wieder angeschaltet habe oder wenn ich ihn nicht komplett abgeschaltet habe oder wenn das Haus jetzt in Flammen steht? – Kann doch nicht schaden, noch einmal nachzuschauen …" Zweifel dieser Art legen sich nicht durch „mehr Fakten", denn sie entspringen Ihrer Fantasie und spinnen sich zu immer wieder neuen Geschichten ohne Happy End. Wie oft Sie sich auch vergewissern oder Ihr Gemüt zu beruhigen suchen – Sie werden sich nie sicher genug sein.

Auch bei auf die Zukunft gerichteten Fantasiezweifeln verhelfen Fakten nicht zu Gewissheit. Da ist die Sorge, die Vergangenheit könnte sich mit fatalen Auswirkungen wiederholen oder dass eine Entscheidung nicht garantiert zum erhofften Ziel führt. („Werde ich wieder eine Panikattacke bekommen, wenn ich dahin gehe?" „Habe ich versehentlich und unwissentlich eine falsche Entscheidung getroffen?" „Wie kann ich mir sicher sein, dass ich gesund bleibe?")

Sich einer unliebsamen Möglichkeit bewusst zu sein – und nicht klar zu erkennen, dass man unbeabsichtigterweise eine Schauergeschichte erfunden hat – erschwert es, sie zu ignorieren. Die Wahrscheinlichkeit des bösen Endes kann noch so gering sein – möglich ist alles. Und nun, da sie Ihnen durch den Kopf geistert, drängt sie scheinbar zur Tat: Verantwortung zu übernehmen, Schaden abzuwenden, Zweifel zu zerstreuen, einen Ausweg zu finden. Was fehlt, sind konkrete Fakten. Doch dummerweise lässt sich dieses Problem nicht beheben, denn: *Die Geschichte existiert nur in der Vorstellung.* Je mehr Sie sich damit beschäftigen, neue Fakten aus dem Hut zu zaubern, desto besessener zweifeln Sie. Damit geben Sie Ihrem gesunden Menschenverstand zugunsten Ihrer Fixierung auf nicht zu entkräftende Zweifel den Laufpass.

Bei chronischer Unentschlossenheit ist das Ganze noch problematischer. Jede Entscheidung hat Konsequenzen, ob triviale („Passt die rote Handtasche, die ich vielleicht kaufen möchte, zu meiner Kleidung?"), gravierende („Wenn ich dieses Haus kaufe, habe ich es viel weiter zur Arbeit.") oder existenzielle („Wenn ich diese Stelle annehme, habe ich praktisch einen anderen Beruf."). Können Sie sich je gewiss sein, dass Sie die richtige Entscheidung treffen? Wenn Sie die Unvorhersehbarkeit der Dinge als eine Realität begreifen und anerkennen, dass sie hin und wieder anders als erwartet verlaufen, dann werden Sie feststellen: Sicher wissen können Sie es eigentlich nie, nur *fühlen.*

Man kann die Ungewissheit hintanstellen. Dann ist man sich soweit sicher, dass man sich ohne hundertprozentige Gewissheit, perfekte Kenntnisse oder absolute Zweifelsfreiheit nicht beirren lässt. Man braucht sich nicht einzureden, dass man auf der sicheren Seite ist, dass schon alles gut werden wird, dass kein Grund für Skepsis besteht. Man fühlt sich einfach sicher genug.

Diese instinktive Sicherheit ist chronisch Unentschlossenen abhandengekommen. Und so ist jede Entscheidung die reinste Tortur für sie. Sie werden von besorgten Gedanken überflutet: „Mache ich gerade einen unwiderruflichen Fehler? Soll ich wirklich diesen Weg einschlagen oder wird er mich überfordern? Verschwende ich damit meine Lebenszeit? Was ist, wenn ich mich falsch entscheide?“ Solche Gedanken lösen Ängste aus, gegen die nur Verzögern, Aufschieben und Meiden hilft. Wer sich nie sicher genug fühlen kann, steht selbst vor den banalsten Entscheidungen wie das Kaninchen vor der Schlange: „Welchen Parkplatz soll ich nehmen?“ Oder: „Bestelle ich einen Doppellatte oder lieber Filterkaffee?“ Wenn Sie auf triviale Entscheidungen wie das sprichwörtliche Kaninchen auf die Schlange starren, kommt vielleicht die Frage auf: „Warum fällt mir die Entscheidung ausgerechnet bei Dingen so schwer, auf die es doch eigentlich gar nicht ankommt?“ Die Antwort: Weil Sie nicht die negativen Folgen eines Fehlers vermeiden wollen, sondern die durch Ungewissheit ausgelöste Angst. Und das macht Sie blind für jegliche objektiven oder vernünftigen Alternativen.

Fakt ist: Wenn Sie keine kleinen Entscheidungen treffen können, meiden Sie nicht deren spezifischen Konsequenzen, sondern die Angst vor der Ungewissheit.

Manche greifen zu der Taktik, den richtigen Entscheidungsmoment abzuwarten: „Ich will einen Schlafzimmerteppich, ich warte aber lieber noch auf die Sonderangebote nächste Woche oder nächsten Monat oder auf den Schlussverkauf.“ Wie oft haben Sie sich etwas in der Art schon gesagt? Sie warten und schieben es auf und voilà: Sie haben auch Jahre später keinen Schlafzimmerteppich und sind mit ihrem Schnäppchenkauf keinen Schritt weiter gekommen. Das Problem ist: Den besten Moment kennt man nie. An der Ungewissheit führt eben kein Weg vorbei.

Manche recherchieren hingebungsvoll. Sie wenden Zeit und Energie auf die Suche nach der exakt passenden Wohnung, dem allerrobustesten Auto oder dem absolut idealen Hausarzt. Oder sie haben ein Rendezvous nach dem anderen, emsig auf der Pirsch nach der/dem „Richtigen“. Doch jede Antwort, die sie bekommen, eröffnet eine ganze Reihe weiterer Fragen und irgendwie haben sie nie genug Informationen beisammen, um die Wohnung, das Auto, den Hausarzt oder die feste Beziehung zu finden. Wieder liegt es daran, dass sie sich nicht sicher sein können, aber ihre Bemühungen gehen daneben, weil diese nicht auf die Intoleranz der in jeder Entscheidungssituation herrschenden Ungewissheit abzielen.

Hegen Sie immer noch die Hoffnung, dass Sie die unbequeme Ungewissheit mit einiger Anstrengung umschiffen können und die richtige Entscheidung irgendwie –

auf irgendeinem mysteriösen Silbertablett gereicht – zu Ihnen findet und Ihnen klar und deutlich sagt: „HIER BIN ICH. DIE RICHTIGE ENTSCHEIDUNG. WÄHLE MICH." Nur werden Sie leider sehr lange auf diese Stimme warten müssen, wahrscheinlich sogar bis in alle Ewigkeit.

Unter der Last der Entscheidungsfindung ist Ihr Denkvermögen so entkräftet, dass es nicht selten ein Blackout hat. Also machen Sie erst einmal gar nichts mehr, sondern warten auf eine motivierende und Selbstvertrauen einflößende Inspiration. Damit aber ändern Sie die chronologische Reihenfolge: *Aktion kommt vor Selbstvertrauen und Motivation.* Im richtigen Leben jedenfalls erleichtern die ersten Schritte die dann folgenden. Ihr Gehirn ist nämlich darauf programmiert, sich durch das, was Sie öfter tun, wohler, selbstbewusster und motivierter zu fühlen. Diese Binsenweisheit übertrug der Computerhersteller IBM auf seinen Markenslogan, als er „Think" durch „Action" ersetzte.

6.2.2 *Die entscheidende Wende*

Den richtigen Moment abpassen, abwarten, auf Inspiration und Motivation hoffen, übertrieben viel recherchieren – all diese Bemühungen sollen die Ungewissheit im Entscheidungsprozess beseitigen, führen aber höchstwahrscheinlich in die Irre.

Unser Ansatz ist sinnvoller: Freunden Sie sich mit dem belastenden Gefühl an. Packen Sie Ihren utopischen Beseitigungsversuch bei den Hörnern und machen Sie Gehirn und Körper fit für den Umgang mit Ungewissheit. Dadurch werden Sie sich soweit sicher sein, dass Sie Ihre Entscheidung zuversichtlich fällen können. In Kapitel 7 gehen wir im Zusammenhang mit der therapeutischen Haltung und der metakognitiven Perspektive noch genauer auf dieses Thema ein.

6.3 Angst vor Reue

Die Angst, man könnte etwas tun und es später bereuen, verstärkt die Handlungsunfähigkeit und Lähmung der chronischen Unentschlossenheit. Sie entsteht aus der blühenden Fantasie heraus, was alles schiefgehen könnte, und basiert auf der Annahme, dass die Verantwortung für einen folgenschweren Irrtum oder eine riskante Fehlentscheidung unerträglich viel Reue auslöst. Jemand will seine Ersparnisse vorsorglich anlegen oder ein gebrauchtes Auto kaufen und fürchtet sich davor, einen Riesenfehler zu machen. Oder man will jemanden anrufen, stellt sich das Gespräch vor und wie sehr man es, sollte es peinlich werden, nachher bereuen wird. Also lässt man es lieber ganz bleiben. In der Vorstellung nimmt automatisch alles ein böses Ende, weil es immer schiefgeht und man damit nicht fertig wird. Das ist besonders lähmend, wenn man glaubt, nicht besonders gut mit Reue umgehen zu können und sich vorstellt, dass man nie darüber hinwegkommen wird und endlos leidet. Da steht zu viel auf dem Spiel. Kein Wunder, dass man nicht aus der Hüfte kommt!

Reue kommt in verschiedenen Situationen auf, etwa im Rückblick auf getroffene Entscheidungen. Dann sagt man sich: „Warum habe ich das nicht gewusst? Wie konnte ich? HÄTTE ICH DAS NUR NICHT GETAN!" (Der letzte Satz ist der Renner.) Man bereut Entscheidungen, wenn sie bestimmten Konventionen oder Moralvorstellungen nicht entsprechen oder eine Kette fataler Ereignisse in Gang setzen. Selbst Dinge, die kein Unglück angerichtet haben, sondern im Nachhinein als „zu riskant", impulsiv oder nicht sorgfältig genug durchdacht erscheinen und belastende Emotionen wie Zweifel und Sorgen auslösen, kann man bereuen. Unterlassene Taten folgen demselben Muster.

Verfrühte Reue steckt dahinter, wenn man ambivalent zwischen zwei Möglichkeiten schwankt, entweder weil sie gleich abstoßend sind und man die Wahl zwischen Pest und Cholera hat oder weil sie gleich attraktiv sind und die Entscheidung für die eine den Ausschluss der anderen bedeutet. Denn vielleicht ist das Gras auf der anderen Seite ja doch grüner? Dieser Gedanke lähmt, selbst wenn so wenig auf dem Spiel steht wie bei der Wahl zwischen Burger oder Pasta, dieser oder jener Krawatte. Wenn Sie befürchten, die verworfene Möglichkeit könnte einen Verlust bedeuten, den Sie noch bitter bereuen werden, dann kommen Sie kein Stück weiter, schwanken immer hin und her, weil Sie sich, wie es bei „Klebeköpfen" und angstsensiblen „Hasenfüßen" häufig der Fall ist, Ihren Gefühlen nicht gewachsen fühlen.

Reue kennt jeder Mensch. Wir alle machen Fehler. Wer hat nicht schon einmal mit Bedauern auf eine Tat oder eine Unterlassung zurückgeschaut? Vielleicht ist man aus der Haut gefahren, war untreu, hat sein Geld schlecht angelegt oder sich bei der Partnerwahl vertan. Oder man hat eben etwas nicht getan, beispielsweise sich nicht gebunden oder ein Jobangebot nicht abgelehnt oder eine Bewerbung nicht abgeschickt. Da von chronischer Unentschlossenheit Gelähmte oft nicht die Kosten des Stillstands beachten, beinhaltet die Reue häufig den Wunsch: „Hätte ich mir doch öfter ein Herz gefasst! Schade, dass ich mich mit Sowieso nicht verabredet habe oder dass ich meiner Tochter nicht dies und das zum Geburtstag geschenkt habe!"

Ihre Fantasie kann Sie mit Was-wenn-Fragen traktieren, die mit Demütigungen, Verlusten, Misserfolgen oder anderen bedauerlichen Vorfällen zu tun haben und die sich in alle Richtungen auswachsen, sodass die Entscheidungsgrundlage, auf der Sie stehen, immer schlüpfriger zu werden droht und Nichtstun die beste Option zu sein scheint. Diese Tendenz, sich vor Reue zu fürchten, verhärtet sich, wenn Sie wirklich einmal (wie die meisten Leute) eine falsche Entscheidung treffen. Über begangene Irrtümer, Fehleinschätzungen oder Impulshandlungen nachzugrübeln, die sich tatsächlich als ungünstig erwiesen haben, ist bei Menschen mit fixiertem Denken und hohen Ansprüchen recht verbreitet.

Jede getroffene Entscheidung schränkt die verfügbaren Alternativen ein. Wenn Sie eine bestimmte Wohnung mieten, müssen Sie sich an den Vertrag halten, von dort zur Arbeit fahren und Ihre Kinder auf eine Schule innerhalb des Einzugsgebiets schicken. Sind Sie zudem mit einer blühenden Fantasie ausgestattet, überfällt Sie die Angst vor Reue auch bei den alltäglichsten und banalsten Entscheidungen: „Werde ich es bereuen, wenn ich statt grober Haferflocken die feinen kaufe? Oder wenn ich nicht die interessante Doku schaue, sondern die Comedy-Show?"

Wenn Sie schon im selben Moment, in dem Sie eine scheinbar unumkehrbare und endgültige Entscheidung treffen, zweifeln, obwohl noch gar nichts schiefgegangen ist, dann werden Sie in Zukunft wie der Teufel vorm Weihwasser vor Entscheidungen zurückschrecken, denn es könnte ja sein, dass Sie Ihre Zweifel überwinden, sich entscheiden und es bereuen. Sie wollen die automatische Was-wenn-Ungewissheit meiden und meiden die Entscheidung gleich mit. Deswegen ist es im Umgang mit allen Erwartungsängsten so wichtig, sich – quasi an den automatisch auftauchenden Zweifeln vorbei – *ohne zu zaudern* festzulegen.

Falls Sie zu den chronisch Unentschlossenen gehören, hier ein Vorschlag: Rechnen Sie bei jeder Entscheidung sofort mit automatischen Zweifeln. Wenn Sie dagegen ankämpfen, geraten Sie mir nichts dir nichts wieder ins Schwanken. Heißen Sie sie also herzlich willkommen! Beschließen Sie, dass Sie Ihre Zweifel weder hinterfragen noch widerlegen. Machen Sie es sich zu einer Aufgabe und achten Sie auf alles, was sich irgendwie nach Zweifel anfühlt, mögen die Unterschiede noch so fein sein. *Zählen Sie sie.* Wirklich, ganz ernsthaft. Nummerieren Sie alle Zweifel hintereinander durch und schauen Sie, wie viele Sie haben, besonders aber wie viele davon Ihre schreckhafte Fantasie in den ersten Momenten nach einer Entscheidung automatisch aufwirft. Tun Sie das tagtäglich. Freuen Sie sich über Ihre erstaunliche Begabung, sich Sätze auszudenken, die mit „Ja, aber" anfangen. Aber geben Sie sich ihr nicht hin. *Zaudern Sie nicht.* Ihre sonst so nützliche Kreativität ist hier fehl am Platz. Warum, verraten wir Ihnen im nächsten Kapitel, in dem es um einen Haltungs- und Perspektivwechsel geht.

Fakt ist: Gegen die Angst vor Reue hilft nur, an den automatischen Zweifeln vorbei zu entscheiden.

Häufig ist Angst vor Reue eine Komponente des FOMO-Musters (s. Kap. 1). In der Erwartung, dass man nach einer Entscheidung enttäuscht ist, weil man damit andere Optionen ausgeschlossen hat, möchte man sich tunlichst keine Gelegenheit entgehen lassen. Häufig erleben das Menschen, die hochsensibel für Ängste sind, denn zur ohnehin befürchteten Reue kommt noch die Sorge hinzu, das alles könnte katastrophal sein, so unerträglich, dass man nie darüber hinwegkommen wird.

Die Angst vor Reue ist wie eine Fessel. Aber sie hält nicht nur vor Entscheidungen zurück, sondern bremst auch den Spaß an den Dingen, die man schon beschlossen hat. Denn sogleich kommen Zweifel auf, die Zukunft erscheint ungewiss, man ahnt nichts Gutes. Die Sorge, man könnte eine bereits getätigte Entscheidung zukünftig bereuen, lässt die Zufriedenheit mit einer guten Wahl oder einer gelungenen Tat in weite Ferne rücken.

Fakt ist: Die Sorge, dass „Was-wenn" sich in „Hätte-ich-nur-nicht" verwandeln könnte, wirkt wie ein Bremsklotz.

Da permanente Unentschlossenheit gegen die befürchtete, potenzielle, nur in der Vorstellung existierende Reue schützt, wird sie verstärkt. Ironischerweise werden in den verzweifelten Ausweichmanövern vor unangenehmen endlosen, aber fruchtlosen Überlegungen und Zweifeln übereilte oder impulsive Entscheidungen mit weniger als wünschenswerten Folgen getroffen. So sagte ein Patient: „Ich eiere schon so lange unschlüssig herum – ich halte das nicht mehr aus. Mir ist jetzt alles egal. Ich will das einfach nur hinter mich bringen." Wenn die Qual der Ungewissheit größer ist als die des Entscheidungsprozesses, macht das Verlangen nach Linderung leichtfertig.

6.4 Ungewissheit, Perfektionismus und die Angst vor Reue umschiffen

Zum Glück können Sie etwas, das jeder Mensch kann: sich auf Ihren gesunden Menschenverstand verlassen und nach bestem Gutdünken entscheiden. Falls Sie sich dieser Fähigkeit nicht bewusst sind, können Sie sie mithilfe des sogenannten „Pistolentests" entdecken, einem Gedankenexperiment des Zwangsstörungsexperten Jonathan Grayson (2014). Hier eine abgewandelte Version dieses Tests:

Mal angenommen, Sie stehen unschlüssig vor einer Entscheidung und ich weiß, welche die beste ist. Ich halte eine Pistole an Ihre Schläfe und sage: „Ich weiß, was am besten ist und will, dass Sie sich auf der Stelle entscheiden. Wählen Sie das Falsche, drücke ich ab. Zögern Sie länger als zwei Sekunden, drücke ich ebenfalls ab. Tot sind Sie in beiden Fällen. Also: Retten Sie Ihr Leben und entscheiden Sie nach besten Gutdünken. Achtung, fertig – los!"

In dieser Situation steht alles auf dem Spiel, Sie haben so gut wie keine Zeit für Untergangsvisionen. Im Gegenteil: Fassen Sie sich ein Herz und handeln Sie. Sie sind sich nicht sicher, aber die Gewissheit der auf Sie gezielten Pistole hat (auch wenn sie nur gespielt ist) Vorrang. Also retten Sie Ihre Haut, indem Sie nach bestem Gutdünken urteilen. Und hierin liegt der Wert des Pistolentests: Er offenbart Ihre naheliegendste Vermutung als die einzige wirkliche Option und bewahrt Sie so vor dem Unding der Gewissheit.

Fakt ist: Haben Sie die Fakten beisammen, bleibt Ihnen nur eine Option: nach bestem Wissen und Gewissen zu urteilen.

Nach einer Pistolen-Entscheidung werden Sie feststellen, dass Sie davor zwar keine hundertprozentige Gewissheit hatten, sich aber im Grunde genommen sicher waren. Gebremst wurden Sie durch das Verlangen nach Gewissheit, den Perfektionismus und die Angst vor Reue. Vielleicht betrug Ihre Gewissheit sogar neunundneunzig Prozent, aber selbst das winzige Restrisiko von einem Prozent, sich zu irren, nicht ganz perfekt zu urteilen oder Ihre Entscheidung später zu bereuen, konnten Sie nicht auf sich nehmen.

Richtig angewandt, bringt dieses Gedankenexperiment Sie in Kontakt mit dem Gefühl, sich „ausreichend sicher" beziehungsweise „gut genug" zu sein, was Reue unwahrscheinlicher macht. Sie werden erkennen, dass Sie keine äußeren Umstände vermeiden, sondern vor inneren Zweifeln, Unvollkommenheit und Reue weglaufen.

Wir haben eine weitere erhellende Übung auf Lager, mit der Sie das Zaudern und Zögern chronischer Unentschlossenheit umschiffen können: das „Münzewerfen". Nehmen Sie ein Geldstück und bestimmen Sie, welche der Optionen, zwischen denen Sie entscheiden, Kopf ist und welche Zahl. Werfen Sie es in die Luft. Schauen Sie aber nicht nach, sondern fragen Sie sich: „Hoffe ich mehr auf Kopf oder mehr auf Zahl?" Auch daran erkennen Sie, was Ihnen am besten dünkt.

Hat sich der Zweifel, angelockt von Ihren Visionen (Sie könnten etwas bereuen, etwas könnte nicht vollkommen oder die Zukunft düster sein), erst einmal eingenistet, ist es zu spät. Er lässt sich nicht rückgängig machen, nicht zerstreuen – Sie werden nie völlige Gewissheit haben. Sie können die Bremse aber lockern, indem Sie das

Risiko als verhältnismäßig anerkennen und die Gebilde Ihrer blühenden Fantasie ignorieren. Sich zu vergewissern oder mehr Fakten einzuholen wird keinen Entschluss herbeiführen, weil das nicht auf die wahre Ursache der Zweifel abzielt. Die einzige Option ist der Abschied von der absoluten Gewissheit.

WIE SIEHT DAS BEI IHNEN AUS?

Wie halten Sie es mit Ungewissheit, Angst vor Reue und Perfektionismus und wie beeinflusst diese Einstellung Ihren Entscheidungsprozess?

Zusammenfassung

Nachdem wir die verschiedenen Arten der Erwartungsangst und der chronischen Unentschlossenheit untersucht haben und wissen, wie sie zustande kommen, welche Faktoren dazu beitragen und sie verstärken, wollen wir einen systematischen Blick darauf werfen, wie Sie Ihre Muster ändern, Ihre Vermeidungsstrategien loslassen und vorankommen.

7. Die therapeutische Haltung: Eine metakognitive Perspektive

In diesem Kapitel erfahren Sie, was Sie für einen anderen Umgang mit Erwartungsangst und chronischer Unentschlossenheit brauchen: Sie verändern Ihre Sichtweise, betrachten sich quasi selbst aus der Vogelperspektive und gehen dann in die von uns sogenannte „therapeutische Haltung". Bei diesem Ansatz lernen Sie, einen Schritt zurückzutreten und Körper und Geist auf Weitsicht zu stellen. Die Folge ist ein Haltungswechsel und damit einhergehend eine ganz andere Perspektive auf Ihre Beziehung zur Erwartungsangst: weg von einer Kette auf Sie zurollender, unbedingt zu vermeidender Katastrophen hin zu einem direkten, beschreitbaren Weg, der Sie über den Berg führt. Ihr Ziel ist, der Angst und der Ungewissheitsintoleranz den Treibstoff abzudrehen, damit sie Sie nicht mehr handlungs- und entscheidungsunfähig machen. Dieser Ansatz fokussiert nicht so sehr auf den Inhalt Ihrer beklemmenden Gedanken, Gefühle und Empfindungen, sondern auf *den Prozess,* d.h. *wie* sie Sie einengen und Ihr Leiden verlängern. Wenn Sie beobachten können, was währenddessen passiert, können Sie auch etwas verändern.

Wahrscheinlich sind Sie frustriert, weil Ihre bisherigen Angstbefreiungsversuche allesamt fehlgeschlagen sind und empfinden das, worum wir Sie jetzt bitten, als eine quälende Herkulesaufgabe: Sitzen Sie die Angststöße aus, die Ihnen unser Ansatz wohl oder übel verpassen wird. Er umfasst weder gezielte Angstmanagementtechniken noch Coping-Strategien, die meistens nicht zum Kern des Problems vordringen und am Ende nur wieder der Vermeidung dienen. Was wir von Ihnen möchten, ist, dass Sie sich eine neue Einstellung zu eigen machen und sich aus Ihrer gewohnten körperlichen und geistigen Wahrnehmungsweise herausbewegen. Sie werden dabei auf Ihre Gedanken, Erinnerungen, Sorgen, Körperempfindungen, Erwartungen, Emotionen und ganz besonders auch auf Ihre Vorstellungen achten. Glauben Sie uns – die Mühe lohnt sich, denn auf diese Weise werden Sie der Sache auf den Grund kommen.

7.1 Die metakognitive Perspektive

„Metakognitiv" bedeutet im Wesentlichen die Bewusstmachung des Denkens. Manche definieren „Metakognition" als „Nachdenken über das Denken", aber wir fassen den Begriff weiter als „Bewusstwerden des Bewusstseins", beziehen also auch die Überzeugungen zu Denkinhalten, Einschätzungen des inneren Erlebens sowie die Beziehung zu eigenen Gedanken, Erinnerungen, Empfindungen und Gefühlen mit ein. Metakognition erfordert eine Perspektiverweiterung, Distanz zu sich selbst sowie Selbstbeobachtung. Ausgehend von dem Satz „Ich denke" geht es um die Fähigkeit, das „Ich" und das „Denken" auseinanderzuhalten.

In unseren Vorgängerbüchern haben wir den metakognitiven Prozess „Lösung aus der Verstrickung" genannt: Gedanken und Gefühle weder leugnen noch verdrängen, sondern bewusst und ohne sich auf sie einzulassen wahrnehmen. Sobald wir sie aufmerksam aus der Distanz betrachten, erkennen wir, es sind Gedanken und Gefühle, keine Fakten. Und wir erkennen, dass wir uns mit unserem „Was-wenn?" selber beunruhigen, in Verlegenheit bringen oder einen Schrecken einjagen. Die sogenannte „Defusion" (Harris 2019) funktioniert ganz ähnlich. Man hört auf, mit eigenen Gedanken und Gefühlen zu verschmelzen.

Fakt ist: Die metakognitive Perspektive hilft, sich aus der Verstrickung mit dem Inhalt von Gedanken und Gefühlen zu lösen.

Falls Sie in der metakognitive Perspektive Parallelen zur Achtsamkeit feststellen, liegen Sie richtig: Achtsam zu sein ist eine metakognitive und zudem nicht wertende Einstellung. Da „Achtsamkeit" inzwischen ein so gängiger Begriff ist, brauchen wir ihn hier nicht weiter zu erklären, nur so viel, dass wir damit keine Meditations-, Läuterungs-, Entspannungs- oder Problemanalysemethode meinen, sondern die Beobachtung dessen, was immer gerade geschieht, ohne zu urteilen und ohne einzugreifen.

Ohne diese neue Einstellung mit dem Schwerpunkt auf dem Prozess statt auf dem Inhalt wird jede besorgte Vorahnung, jeder Vermeidungsdrang oder jedes Hindernis zum Einzelproblem, dem man sich separat widmen muss. So geht man tagein tagaus von einer Baustelle zur nächsten. Das hält beschäftigt. Kaum ist eine angsteinflößende Sache erledigt, taucht schon die nächste auf, wie bei dem Spiel „Hau den Maulwurf". Das ganze Leben mutet an wie lauter unzusammenhängende qualvolle Entscheidungen, mühsame Aufgaben und verpasste Gelegenheiten für neuartige, fruchtbare und positiv herausfordernde Erfahrungen.

Die metakognitive Perspektive hingegen lehrt, dass jede besorgte Vorahnung, jeder Vermeidungsdrang und jede Entscheidungskrise eine Wiederholung desselben Prozesses darstellt. Er wird zum Selbstläufer und erhält die Angst aufrecht. Sich in flagranti bei diesen unangemessenen und daher nicht zielführenden Taktiken zu ertappen, ermutigt zum Abbruch und birgt die Chance zu Veränderungen. Es stärkt das Selbstvertrauen, sich Wünsche zu erfüllen, besser mit Ungewissheit zurechtzukommen und ungehindert Entscheidungen zu treffen. Eine Veränderung, die auf die Ursache der Probleme, den Prozess der Gewohnheit, abzielt, greift in vielerlei Hinsicht viel tiefer als eine Einzelbehandlung aller Probleme jeweils im Moment ihres Auftretens.

Aus der metakognitiven Perspektive können Sie sich mit diesen unproduktiven Prozessen, die wir in den vorigen Kapiteln erläutert haben, auseinandersetzen und anders darauf reagieren lernen. Auf diese Weise werden Sie erkennen, wann Sie von Ihrer Fantasie an der Nase herumgeführt aufs Glatteis geraten und das automatische Aufwallen der Fehlalarmreaktion mit echter Gefahr verwechseln. Sie werden altbekannte Muster leerer Vergewisserungen oder exzessiver „Nachforschungen" künftig als das ansehen, was sie wirklich sind: Treibstoff für Angst und Lähmung. Sie werden auf unterschwellige Verhaltensweisen der Vermeidung, des Perfektionismus und des Strebens nach nichtexistenter Gewissheit achten. Die Angst verstärkenden irrtümlichen Überzeugungen und Annahmen bezüglich Ihres Körpers und Geistes werden Sie loslassen. Sie gehen auf Abstand zu sich selbst.

Fakt ist: Der metakognitive Ansatz ist weder Angstmanagement noch eine Bewältigungsfähigkeit, sondern ein Perspektivwechsel.

Aus dieser Perspektive können Sie selbst sehen, dass Ihre Angst größtenteils nicht von dem primären Erregungsschwall herrührt, sondern von Ihren Angriffs- und Fluchtbestrebungen. Im fünften Kapitel haben wir das Konzept der paradoxen Bemühung erklärt, die nach hinten losgeht. Warum? Weil Widerstand gegen Angst zwecklos ist. Jedes Mal, wenn man sich gegen das Gefühl der Angst sträubt, schlägt dieses umso heftiger zurück.

Da die metakognitive Perspektive zudem auf den Prozess fokussiert, gerät der spezifische Inhalt sorgenvoller Gedanken zunehmend aus dem Blickfeld. Die Lösung aus der Verstrickung mit ihm öffnet die Augen für eine wesentliche und heilsame Erkenntnis: Wogegen Sie ankämpfen ist nicht der Inhalt Ihrer Gedanken oder Vorstellungen, sondern die Gefühle, die Sie beschleichen, wenn Sie sich angesichts der unvermeidlichen Ungewissheit entschlossen auf etwas festlegen sollen. Ihre Gegnerin ist die Möglichkeit, dass Sie mit dem, was geschieht, nicht fertig werden und sich unzulänglich vorkommen, dass Sie einen Fehler bereuen oder dass das Ergebnis weniger als ideal ist.

Des Weiteren werden Sie erkennen, dass Ihre Erwartungsangst auf Zukunftsvorstellungen beruht, das heißt auf etwas, das sich noch nicht ereignet hat. Nicht darum drehen sich Ihre unguten Ahnungen, sondern um Ihre Furcht vor der Angst und um Ihre Selbsteinschätzung. Denn eigentlich haben Sie keine Angst vor Brücken, Smalltalk oder Mäusen, sondern davor, dass Ihre Zukunftsfantasiegeschichte sich bewahrheitet und Sie überfordert.

Ihnen wird auffallen: Bestimmte Reize versetzen Sie automatisch in den Vermeidungsmodus, und bestimmte Gedanken – vor allem die der Marke „Was-wenn“ – sind besonders talentiert im Hacken Ihrer Vorstellungskraft und lotsen Sie weg von Ihrem gesunden Menschenverstand in die Arme des Angstdenkens (O’Connor et al. 2005).

7.2 Falsche metakognitive Überzeugungen

Eine metakognitive Überzeugung betrifft das Denken. Vielleicht sind Sie sich dessen nicht bewusst, aber sie bestimmt, wie Sie zu Ihren eigenen Gedanken stehen, wie stark Sie sich ihnen unterordnen und ob Sie sie bereitwillig akzeptieren beziehungsweise vorüberziehen lassen. Falsche Überzeugungen tragen dazu bei, dass Ihre Fantasie mit Ihnen macht, was sie will.

Um die typischen sorgenvollen Was-wenn-Gedanken der Erwartungsangst ranken sich viele Mythen, die wir nun nacheinander untersuchen und entlarven wollen.

Sich zu sorgen heißt, es ist einem wichtig. Im Gespräch mit einer Patientin über das Thema Ungewissheit erzählte ich folgendes Beispiel: „Meine Tochter ist zurzeit auf Reisen und eigentlich weiß ich gar nicht genau, ob sie gerade im Flugzeug sitzt oder nicht. Also, um ganz ehrlich zu sein – ich weiß noch nicht einmal, in welchem Land sie sich gerade befindet, so kompliziert ist ihre Route.“ Die Patientin war fassungslos und entgegnete entrüstet: „Ihre Tochter ist Ihnen wohl piepegal, was? Dass Sie sich keine Sorgen um sie machen?! Wie halten Sie diese Ungewissheit nur aus? Meine Kinder müssen mir immer eine SMS schicken, egal wohin sie wollen, sobald sie aufbrechen und sobald sie ankommen. Wenn ich mir keine Sorgen mehr machen würde, hieße das nicht, dass mir ihre Sicherheit nicht mehr wichtig ist?“

Meine Antwort darauf: „Natürlich ist sie mir wichtig. Ich akzeptiere halt, dass ich nicht immer alles genau weiß. Mit meinen Sorgen wäre ja niemandem geholfen. Gäbe es wirklich ein Problem, würde ich das schon erfahren, davon gehe ich aus. Vielleicht sind Ihre Kinder genervt, weil Sie sich ständig um sie sorgen und beruhigt werden wollen."

Wenn man eine Person liebt, denken viele, sind Sorgen um deren Gesundheit, Sicherheit und Wohlbefinden ein Muss. Wer also nicht mittels Erwartungsangst und Sorge „in Verbindung" bleibt, ist angeblich gleichgültig, lieblos, illoyal oder desinteressiert. Das stimmt nicht. Es ist eine falsche metakognitive Überzeugung.

Sich Sorgen zu machen beugt Fehlern vor. Eine Mutter war stolz darauf, wie aufmerksam sie sich um ihre drei halbwüchsigen Töchter kümmerte, ständig besorgt wegen der unzähligen Gefahren, die überall lauern. Ganze Heerscharen von Schwierigkeiten sah sie kommen, die sie abzuwenden suchte. Mit Besorgnis wollte sie sich auch selbst vor Erziehungsfehlern bewahren, sie war dadurch aufmerksam und stets auf der Hut. Weniger wachsam zu sein war keine Option. Sie war geschockt, als eine ihrer Töchter ihr anvertraute, dass sie in der Schule gemobbt wurde. Sie hatte es bisher verschwiegen: „Weil du dich immer einmischst, hatte ich Angst, du könntest es noch schlimmer machen", sagte sie. Besorgnis bewahrt nicht vor Fehlern und kann manchmal sogar nach hinten losgehen.

Ein Versicherungsvertreter, der Besorgnis berufsbedingt für absolut zweckdienlich hielt, verbrachte viele schlaflose Nächte, indem er im Geiste die tagsüber ausgefüllten Formulare und die geführten Telefongespräche Revue passieren ließ. Er wollte sich vergewissern, dass er keine Fehler begangen hatte, die seinen Chef oder seine Klient:innen verärgern würden. Da er infolgedessen unausgeschlafen war und zu viel Kaffee trank, konnte er sich nicht konzentrieren. Er war zerknirscht, als sein Chef ihn darauf hinwies, dass auf einem der Formulare, die er vormittags abgegeben hatte, der Name des Klienten fehlte. Hier hat die Sorge also nicht nur nicht vor Fehlern bewahrt, sondern diese sogar wahrscheinlicher gemacht.

Sich Sorgen zu machen zerstreut Zweifel. Ein junger Mann überlegte, wie er einer Kollegin näher kommen könnte, mit der er sich schon oft und gerne unterhalten hatte. Er war sich nicht sicher, was sie für ihn empfand und hatte Angst vor ihrer Zurückweisung. Er stellte sich vor, wie er sie fragte, ob sie mit ihm zusammen etwas unternehmen würde, wie er – oh Horror! – einen Korb bekam und wegen dieser Demütigung kündigen müsste. Das war zu riskant. Nacht für Nacht schlug er sich um die Ohren, zermarterte sich das Hirn, rief sich alle Begegnungen mit ihr am Tage besorgt ins Gedächtnis zurück, den Ausdruck ihres Gesichts, ihrer Stimme, ihres

Körpers, irgendetwas, das ihn zuversichtlich machte. „Wenn ich es nur ganz sorgfältig durchdenke, werde ich mir so gewiss sein, dass ich handeln kann", glaubte er, doch in Wahrheit spielte er immer das gleiche Szenario durch, das ihm die Gewissheit – ohnehin ein Ding der Unmöglichkeit – keinen Deut näher brachte.

Sich Sorgen zu machen löst Probleme. Sich zu sorgen wird gemeinhin mit Planen verwechselt. Der Unterschied: Planen ist zielführendes Nachdenken über die potenzielle Lösung eines Problems. Es beginnt mit „Was-wenn" und endet in einem Handlungsplan, mit dem das Denken erst einmal abgehakt ist, beziehungsweise erst dann wieder einsetzt, wenn man überlegt, ob das Problem tatsächlich gelöst ist. Hat man erfolgreich gehandelt, war's das. Besteht das Problem weiterhin, muss man die Sache neu bedenken und einen Plan-B schmieden. Ein Beispiel: Die Tankuhr in meinem Auto leuchtet rot. Ich „löse das Problem" mit einer Fahrt zur Tankstelle. Ist die zu, überlege ich mir eine Alternative und fahre zu nächsten. Ich tanke und das Problem ist gelöst. Planen ist also produktiv, das ist das Entscheidende. Es gibt einen tragfähigen Aktionsplan, den man entschlossen umsetzt.

Sich Sorgen zu machen beginnt wie beim Planen mit einem „Was-wenn". Nur kommt dabei kein tragfähiger Aktionsplan heraus. Man käut nur immer dieselben inneren Dialoge wieder und dreht sich permanent im Kreis. Warum? Weil das Problem unlösbar ist, die Frage unbeantwortbar, weil man sich vergewissern will oder versucht, auf der wackligen Grundlage ungenügender Informationen einen tragfähigen Plan zu fabrizieren. Meistens sorgt man sich um ein faktenarmes und unwägbares Zukunftsszenario, zuweilen aber auch um die möglichen schrecklichen Folgen eines tatsächlichen Geschehnisses. Beide existieren nur in der Vorstellung.

Unproduktive Sorgen lösen keine Probleme, sondern erzeugen Leid. Ein Beispiel: Ich frage mich, was ist, wenn es ausgerechnet zur Hochzeit meiner Freundin schneit. Ich fahre nicht gern bei Schnee. Was ist, wenn ich nicht hinkomme? Was ist, wenn mich niemand mitnehmen kann? Was ist, wenn ich meine Freundin enttäusche? Sollte ich ihr vielleicht jetzt schon mitteilen, dass ich möglicherweise wegen Schnee verhindert bin? Würde sie sich während unseres Gesprächs über mich ärgern? Sollte ich mir sofort ein Auto mit Allradantrieb kaufen? – Unproduktive Sorge kennt kein Ende.

Sich Sorgen zu machen schützt. Das funktioniert wie „magisches Denken", man fühlt sich für alle Eventualitäten „bereit" und zudem vor schlimmen Erfahrungen bewahrt. Man hält die Sorge für eine Art vorbereitende emotionale Unterstützung, glaubt mit ihrer Hilfe eine womöglich plötzlich eintreffende Hiobsbotschaft besser verdauen zu können. So grämte sich eine Patientin um den Tod ihrer Mutter, obwohl die noch gar nicht gestorben war, weil sie glaubte, ihre verfrühte Trauer hielte die

Mutter am Leben. Als diese dann schließlich starb, wurde ihr klar, dass ihr Schmerz umsonst gewesen war und sie sich ihre Gefühle nur eingebildet hatte.

Dass Sorge den Umgang mit Dingen nicht nur erleichtert, sondern auch eine Schutzfunktion hat, ist eine Illusion, die allerdings auf einer Tatsache gründet, nämlich der, dass die meisten befürchteten Katastrophen (Unfälle, tödliche Krankheiten, Terrorangriffe) ausbleiben (und wenn sie leider doch geschehen, dann treffen sie einen aus heiterem Himmel). Dennoch halten viele an dem Glauben fest, dass die Sorge vor schlimmen Dingen schützt und sogar gute auf den Weg bringt, trotz der vielen Gegenbeweise.

Geläufige Beispiele: Menschen mit Flugangst halten sich dazu an, während des gesamtes Fluges wachsam zu bleiben – als könnten sie die Maschine auf diese Weise in der Luft halten: nicht einschlafen, nicht lesen, sondern zum Fenster hinausschauen und die Flugbegleiter:innen im Auge behalten, ob sie sich anders als sonst verhalten. Alles andere wäre zu riskant. Oder wer sich um das Weiterbestehen von Freundschaften sorgt, neigt dazu, dauernd „bloß mal nachzufragen" („Verstehen wir uns noch gut?"). Wer abergläubisch ist, trägt vielleicht bei Angst einflößenden Anlässen ein bestimmtes, Glück bringendes T-Shirt. Oder jemand hat eine Tochter im zarten Alter von vier und macht sich schon fleißig Sorgen um deren Schulabschluss. Oder jemand checkt täglich sein Gedächtnis auf frühe Symptome für Demenz.

Sich Sorgen zu machen funktioniert nach dem Gesetz der Anziehung. Hier wird das Motto „Gleich und gleich gesellt sich gern" New-Age-mäßig auf Gedanken übertragen (Scott 2020), als ob positive Gedanken positive Erfahrungen nach sich zögen und negative entsprechend negative. Nach dem Motto, dass die Natur keinen leeren Raum zulässt, glauben manche irrtümlicherweise, negative Gedanken und Energie, auch „toxische" Menschen aus ihrem Leben entfernen zu müssen, um Raum für positive zu schaffen und Kontrolle über die Wirklichkeit zu bekommen. Genauso werden sorgenvolle Gedanken als gefährlich empfunden und müssen vermieden werden.

Auch dies ist eine Art magischen Denkens, gestärkt durch selektive Erinnerungen, Gutgläubigkeit und den Wunsch nach Anständigkeit. Wer zu Erwartungsangst neigt, wird diesem Glaubenssystem nie gerecht werden, es erzeugt Schuldgefühle und Verärgerung, weil eiligst ausgetriebene negative Gedanken noch stärker zurückprallen.

Besorgte Gedanken sind Warnungen. Da plötzliche „Was-wenn"-Einfälle mit der Alarmaufwallung (s. Kap. 3) einhergehen, erscheinen sie wichtig, relevant und der Aufmerksamkeit zu bedürfen. Unser Gehirn ist eben darauf programmiert, auf Gefahr zu reagieren, auch wenn keine gegeben ist. Wegen der Erwartungsangst werden diese blitzartig auftauchenden Gedanken als Warnungen, Signale oder Zukunftsvisionen verstanden, als seien Sorgen Prognosen. Das ist völlig realitätsfern. *Sorgen entspringen nicht dem Zukunftswissen, sondern der Fantasie.* Erwartungsangst trifft keine Aussagen über das, was geschehen wird.

Eine Frau erzählte mir, ihr sei plötzlich der schreckliche Gedanke gekommen, ihre Vorräte, die sie sich wegen des Shutdowns zugelegt hatte, könnten zuvor mit dem Coronavirus infiziert worden sein. Infolgedessen musste sie sofort alles in den Müll werfen und neu kaufen. Erst dann kam sie zur Ruhe. Jemand anderes erzählte mir, die Berührung mit Dingen rufe bei ihm beunruhigende Assoziationen hervor. So habe er beim Strümpfeanziehen gedacht, seine Mutter würde gerade sterben. Dadurch fühlte sich der Strumpf irgendwie beschmutzt an, wie „verhext". Er verstand diesen „schlimmen Gedanken" als Warnung und so blieb ihm nichts anderes übrig, als sich umgehend bei seiner Mutter nach deren Befinden zu erkundigen und den Strumpf wegzuwerfen.

Fakt ist: Sorgen entspringen nicht dem wissenden Blick in die Zukunft, sondern der Fantasie.

7.3 Der therapeutische Haltungswechsel

Wenn Sie wollen, dass es Ihnen besser geht, müssen Sie in die therapeutische Haltung wechseln – ohne dem geht es nicht. Was Sie ändern, ist Ihre Beziehung zur Angst und die Art, wie Sie darauf reagieren. Konkret bedeutet das: Sie heißen alle Gedanken, Gefühle, Erinnerungen und Empfindungen, die mit Angst zu tun haben, willkommen, Sie akzeptieren sie und lassen sie geschehen. Es ist eine grundlegende Änderung Ihrer inneren Haltung, um die wir Sie bitten. In Ihrem Inneren ist ein „Ich", das Ihre Gedanken und Gefühle auf mitfühlende und nichtwertende Weise wahrnimmt, und zu diesem „Ich", das sich von der automatischen „Angriff-Flucht-Erstarrungsreaktion" nicht zu Empfindungen und Vorstellungen provozieren und auch nicht schikanieren oder beschämen lässt, suchen Sie jetzt einen Zugang. Da Widerstand und Vermeidung kontraproduktiv sind und das Problem der Erwartungsangst verstärken, kommen Sie nur darüber hinweg, wenn Sie sich innerlich in die therapeutische – d. h. die nicht-agierende, loslassende – Haltung begeben.

Diese Haltungsänderung besteht aus drei Teilen: 1. Sie sind darauf gefasst. 2. Sie akzeptieren sie. 3. Sie lassen sie geschehen.

1. Auf Erwartungsangst *gefasst zu sein* bedeutet, Sie haben verstanden, dass Sie von Ihrer Biologie und Ihrer Geschichte her für automatische Angstreaktionen sensibilisiert wurden und Ihre Fantasie jederzeit gehackt werden kann. Wenn Sie auf die Angst gefasst sind, also eben nicht darauf hoffen, keine zu haben, sehen Sie ihr, wenn sie auftaucht, offenen Auges entgegen und sind nicht enttäuscht, dass sie da ist. Verleugnung, den Kopf in den Sand zu stecken oder andere Sorten der Vermeidung sind der therapeutischen Haltung feind.
2. Erwartungsangst *zu akzeptieren* bedeutet, Sie sind sich dessen bewusst, wie leicht Sie sich von ihr in die Vermeidung drängen lassen und streben danach, sie ohne Reue, Widerwillen, Scham, Wut oder Schuldzuweisungen anzuerkennen. Sie nehmen Sie also bereitwillig auf sich.
3. Erwartungsangst *geschehen zu lassen* bedeutet, nichts zu tun und eine Haltung der therapeutischen Kapitulation einzunehmen (mehr dazu in Kapitel 8, aber bitte blättern Sie jetzt nicht vor, um es gleich zu lesen, es ist wirklich besser, der Reihe nach vorzugehen). Sie nehmen die zur Vermeidung drängende Angst wahr, lassen sie aber in Ruhe und bleiben, während sie da ist, möglichst in der Gegenwart. Nicht der Inhalt des Tuns steht im Vordergrund, sondern die Art des Seins. Es geht also mehr darum, wie Sie sind, als was Sie tun.

Wir können nicht genug betonen, dass die therapeutische Haltung keine Technik ist, um die Angst zu besiegen. Denn alle Bemühungen in diese Richtung sind, wie Sie ja wissen, fruchtlos. Der paradoxe Effekt des unwillkürlichen Kampfes gegen die Gefühle erhöht nur den Drang und die Ungeduld.

Was meinen wir nun aber, wenn wir von einem Haltungswandel und nicht von einer Technik sprechen? Es geht um Ihr Verhalten, *während* Sie die Gedanken und Empfindungen der Angst erfahren und wahrnehmen, nicht um das, was Sie tun, *damit* sie verschwinden. Hier ist keine Absicht im Spiel. Es ist, als würden Sie am Strand sitzen und den Wellen zuschauen. Keine soll anders, schneller oder höher sein. Sie lassen einfach Zeit verstreichen, lassen die Dinge so wie sie sind.

Fakt ist: Das Zauberwort zur Besserung heißt Haltungsänderung – zu Gedanken, Gefühlen, Erinnerungen, Empfindungen und Vorstellungen.

Damit Sie sich ein klareres Bild von diesem Prozess machen können, möchten wir Ihnen nun die drei „inneren Stimmen“ präsentieren, deren Interaktion die Herausforderungen und Chancen in der Überwindung von Erwartungsangst und chronischer Unentschlossenheit widerspiegelt.

7.4 Innere Stimmen

Wenn Sie auf das achtgeben, was Ihnen so durch den Kopf geht, werden Sie diverse „Stimmen“ hören, die sich angeregt miteinander unterhalten. Es sind Gedanken und Gefühle, die erstaunlicher- (und manchmal auch verwirrender-)weise unterschiedliche Meinungen zu ein und derselben Sache haben. Sie werden von den drei Protagonisten unserer beiden Vorgängerbücher verkörpert. Zwei von ihnen – *Der Bangemacher* und *Vermeintliche Beruhigung* – rufen mit ihrem Zusammenspiel Erwartungsangst und chronische Unentschlossenheit hervor und verstärken sie. Die dritte Stimme – namens *Stimme der Vernunft* – behält den nichtwertenden Überblick, gibt metakognitive Kommentare und weist den Weg in die Freiheit von ängstlicher Vermeidung.

7.4.1 Der Bangemacher

Hier spricht die Erwartungsangst mit ihren Zweifeln, den „Was-wenns“ und den „Ja-abers“. Wie sein Name schon sagt, flößt der Bangemacher Ihnen Angst ein und weckt das Gefühl, ausweichen zu wollen. Er ist das Sprachrohr Ihrer hyperaktiven Fantasie. Er äußert Ihre Befürchtungen, Verunsicherungen und Bedenken. Er ist hartnäckig und kreativ. Und – Achtung: wichtig! – er hat ein äußerst miserables Gedächtnis. Wenn Sie etwas hundert Mal erlebt haben und es ging neunundneunzig Mal gut und nur ein einziges Mal daneben – welches, meinen Sie, behält der Bangemacher in Erinnerung? Richtig, dieses eine Mal, das daneben ging. Der Bangemacher wird alles daran setzen, damit Sie es niemals vergessen! Er kennt nur Alles oder Nichts. Etwas ist entweder super oder furchtbar, entweder perfekt oder katastrophal. Der Bangemacher will Garantien für Sicherheit, Gewissheit und Klarheit. Er verlangt Antworten auf unbeantwortbare Fragen nach der Zukunft.

7.4.2 Vermeintliche Beruhigung

Vermeintliche Beruhigung möchte den Bangemacher beschwichtigen. Sie ist die Stimme der Vermeidung. Sie hat nur eines im Sinn: die Angst des Bangemachers zu beseitigen. Von seinen Befürchtungen und Katastrophenlitaneien ist sie so beunruhigt, dass sie sich ständig mit ihm in den Haaren liegt, mal blockt sie ihn ab, mal spricht sie ihm Mut zu. Sie gibt Widerworte, versucht ihn abzulenken, ihm seine Befürchtungen auszureden oder abzuwiegeln. Sie hält das für hilfreich, sie probiert verschiedene „Bewältigungs-Tools“ aus, sie kommt ihm mit logischen Argumenten oder Ratschlägen über positives Denken. Auf unbeantwortbare Fragen liefert sie

„Antworten". Vermeintliche Beruhigung ist findig im Vermeiden von Risiken und gibt haltlosen – „leeren" – Zuspruch.

Das Problem aber ist: Egal, wie geschickt Vermeintliche Beruhigung argumentiert – der Bangemacher setzt immer eins drauf und schürt damit die Angst bis zur Eskalation. Und so schraubt der Dauerstreit zwischen den beiden die Erwartungsangst immer weiter nach oben. Trotz der kurzzeitigen Erleichterung.

Falls Sie eine Zwangsstörung haben, kennen Sie den Bangemacher als angstauslösende Zwangsvorstellung und Vermeintliche Beruhigung als kurzzeitige angstmindernde Zwangshandlung.

Fakt ist: Der Bangemacher ist die Stimme der Erwartungsangst und Vermeintliche Beruhigung die Stimme der Vermeidung.

Hören wir nun einen Dialog zwischen dem Bangemacher und Vermeintlicher Beruhigung in einer beruflichen Angelegenheit.

Der Bangemacher: Ich habe gerade erfahren, dass meine Projektpräsentation in der nächsten Mitarbeiterkonferenz dran ist. Ich flipp aus!

Vermeintliche Beruhigung: Ist die nicht erst nächste Woche? Da hast du noch alle Zeit der Welt und kannst dich vorbereiten. Ich bin sicher, du kriegst das hin.

Der Bangemacher: Und wenn ich das Ganze haarklein vorher aufschreibe? Ich werde jeden Tag vor Angst sterben! Wahrscheinlich kann ich nicht schlafen und das macht es noch schlimmer.

Vermeintliche Beruhigung: Na dann nimm doch eine Schlaftablette. Außerdem ist das doch nur über Zoom, nicht wahr? Da sehen die anderen nicht, wie nervös du bist, selbst wenn deine Hände zittern.

Der Bangemacher: Aber wenn ich ablese, schaue ich nicht in die Kamera. Das sieht immer komisch aus.

Vermeintliche Beruhigung: Okay, dann lern es auswendig, so lang dauert es ja nicht, nur fünf Minuten.

Der Bangemacher: Auf gar keinen Fall! Das schaffe ich nicht. Ich werde solch eine Angst haben, dass ich es bestimmt vergesse. Was für eine Demütigung das wäre! Ich fühle sie ja jetzt schon. Was stimmt bloß nicht mit mir? Ich habe kein Selbstvertrauen. Was bin ich nur für ein Versager!

Vermeintliche Beruhigung: Siehst du, jetzt übertreibst du. Es ist immer dasselbe. Warum entspannst du nicht einfach? Denk nicht dran. Schau dir stattdessen einen lustigen Film auf Netflix an. Das macht dir doch immer Spaß.

Der Bangemacher: Wenn es mir so geht, kann ich mich nicht konzentrieren. Du bist keine Hilfe. Wie komme ich nur raus aus der Nummer?

Als Erstes möchten wir Sie darauf hinweisen, dass Sie diesen Dialog aus der metakognitiven Perspektive lesen. Das ist die „gewisse Distanz", mit der Sie den inneren Stimmen zuhören. Auch wenn Sie sich mit ihnen (bei allen inhaltlichen Unterschieden) identifizieren können, nehmen Sie sie aus der metakognitiven Perspektive wahr.

Haben Sie es gemerkt: Das Gespräch zwischen dem Bangemacher und der Vermeintlichen Beruhigung könnte endlos so weitergehen. Sie möchte ihn zum Schweigen zu bringen, doch alle ihre Versuche scheitern und provoziert ihn obendrein, nach weiteren Gründen für seine Beunruhigung zu suchen.

Dieser Dialog zeigt eines der Grundprinzipien: Ängste mittels derartiger Beschwichtigungsmanöver vermeiden zu wollen geht fast immer schief; daher auch der Namenszusatz „vermeintlich". Vermeintliche Beruhigung greift nach herkömmlichen „Bewältigungsfertigkeiten" wie Analysieren, Vorbereiten (indem man z. B. Fluchtpläne oder Gesprächsskripte erstellt), (leeres) Vergewissern sowie vermeidendes Erleben und Verhalten. Diese Strategien funktionieren nur für einen kurzen Moment, und sofort verwandelt sich die Erleichterung in den Motor, der den Bangemacher zur nächsten Runde antreibt.

An dieser Stelle möchten wir auf einen Unterschied hinweisen. Wir alle reden uns gut zu. Etwa so: „Ja, ich erinnere mich, ich habe zugeschlossen." Oder: „Mensch, ich habe das doch schon mal gemacht. Ich schaff das!" Oder: „Ich kann das ja jetzt kaufen und eventuell nachher wieder umtauschen. Ist doch nichts dabei!" Man sagt sich das und dann ist es gut. Es funktioniert. Nicht so bei Erwartungsangst. Da wiederholen sich die Selbstberuhigungsversuche zur Beseitigung von Sorge, Zweifel oder Unentschlossenheit und drehen sich in endlosen, immer weiter eskalierenden inneren Streitspiralen.

Vergessen Sie nicht – es geht nicht um den Inhalt, sondern um die Art von sorgenvollen Gedanken und wie sie sich anfühlen: repetitiv und schrecklich. Doch der Bangemacher und Vermeintliche Beruhigung verstricken sich in ihren Dialogen immer wieder in den Inhalt der bösen Vorahnungen. *Diese Verstrickung ist das Problem, nicht der Inhalt selbst.* Die Fähigkeit, sich ein Stück weit vom Inhalt zu entfernen und den Prozess aus einer gewissen Distanz zu betrachten, das ist der metakognitive Wandel, den die Stimme der Vernunft vollzieht.

Fakt ist: Wiederholtes Sich-selbst-gut-Zureden (Vermeintliche Beruhigung) führt fast immer zu einem Anstieg der Erwartungsangst.

7.4.3 Stimme der Vernunft

Den Weg aus dem Angst aufrechterhaltenden und eskalierenden Dialog zwischen dem Bangemacher und Vermeintlicher Beruhigung weist die Stimme der Vernunft. Die hat jeder Mensch, doch für Angst Sensibilisierte überhören sie in der Regel. Sie wiederzufinden und ihr sorgfältig zu lauschen, erfordert einige Übung.

Stimme der Vernunft spricht für den gesunden Menschenverstand. Sie ist sich der Zweifel und Sorgen bewusst und reagiert dennoch vernünftig. Sie kann akzeptable Risiken tolerieren und die äußere Realität richtig einschätzen. Sie verstrickt sich nicht in unerwünschte aufdringliche Gedanken und Fantasiegebilde und kommt ohne ständige Selbstberuhigung aus. Achtsam und gelassen lauscht sie auf die anderen inneren Stimmen und beobachtet das reale äußere Geschehen. Sie weiß, dass der Zweifel ein Naturprodukt des menschlichen Geistes ist und auch, dass es für Gesundheit, Sicherheit und Erfolg keine Garantie gibt. Fehlalarme erkennt sie sofort. Und vor allem: Niemals verurteilt, kritisiert oder unterdrückt sie die anderen Stimmen. Sie ist es, die die unproduktive Erwartungsangstspirale unterbricht, und zwar indem sie einen Schritt beiseite tritt, sich nicht in den Streit verstricken lässt und Ihnen aus der gefühlten Sackgasse heraushilft.

Beseitigen wird Stimme der Vernunft jedoch weder die Erwartungsangst noch die chronische Unentschlossenheit, jedenfalls nicht direkt. Sie verschafft Ihnen keine Erleichterung von Ihren Ängsten und Zweifeln. Sie möchte Ihnen vielmehr helfen, die Auseinandersetzungen und Fehlannahmen zu verringern, die Ihre Angst verstärken. Dessen muss man sich klar sein. Stimme der Vernunft erinnert daran, in die therapeutische Haltung umzuschalten und nicht mehr fruchtlos gegen etwas anzukämpfen. Wenn Sie auf Ihre Stimme der Vernunft achten, schaffen Sie die Voraussetzungen dafür, dass die anderen Stimmen von selbst nach und nach schwächer werden und mit ihrer Tyrannei aufhören, mit der sie Sie von Dingen abhalten, die Sie eigentlich tun wollen.

> **Fakt ist:** Stimme der Vernunft weist Ihnen die richtige Richtung in die Freiheit von Erwartungsangst und chronischer Unentschlossenheit, sie beseitigt sie aber nicht direkt.

Schauen wir uns noch einmal den letzten Teil des Dialogs oben an: Wie könnte Stimme der Vernunft ihren gesunden Menschenverstand beisteuern?

Vermeintliche Beruhigung: Siehst du, jetzt übertreibst du. Es ist immer dasselbe. Warum entspannst du nicht einfach? Denk nicht dran. Schau dir stattdessen einen lustigen Film auf Netflix an. Das macht dir doch immer Spaß.

Der Bangemacher: Wenn es mir so geht, kann ich mich nicht konzentrieren.

An dieser Stelle schaltet sich Stimme der Vernunft ein.

Stimme der Vernunft: Mir scheint, dass diese Unterhaltung deine Angst noch verstärkt.

Vermeintliche Beruhigung: Ich versuche doch nur zu helfen. Der Bangemacher soll sich entspannen. Mir fehlt nur die richtige Idee, wie ich seinen Stress abbauen kann.

Stimme der Vernunft: Das verstehe ich ja. Was ich aber außerdem verstehe, ist, dass es anscheinend nichts bringt.

Der Bangemacher: Genau! Nichts funktioniert! Meine Präsentation wird ein einziger Reinfall!

Stimme der Vernunft: Ihr kämpft gegen die Erwartungsangst an. Die ist aber nicht gefährlich, nur stressig. Denkt dran – eine Vorahnung verrät rein gar nichts darüber, wie es tatsächlich ablaufen wird. Sie ist kein Befehl zur Vermeidung. Ihr beide seid der irrtümlichen Annahme aufgesessen, dass es nur mit Entspannung, noch besserer Vorbereitung oder einem Stimmungswechsel klappt. Angstgedanken mögen laut sein, sind aber trotzdem nichts als nur Gedanken deiner Vorstellungskraft. Ein Problem, das eine erfundene Geschichte des Bangemachers ist, lässt sich auch mit der besten Hilfe nicht lösen.

Der Bangemacher: Aber was ist, wenn die Erwartungsangst recht hat?

Stimme der Vernunft: All die Anstrengungen, die ihr unternehmt, damit ihr euch wohlfühlt, gehen nach hinten los. Vor lauter Missmut seht ihr nicht, dass leere Zusicherungen und Fluchtpläne die Zweifel nur mehren. Auf das Unbehagen gefasst zu sein, es zu akzeptieren und geschehen zu lassen ist eigentlich leichter, als es mit aller Macht abschütteln zu wollen. Was aus der Sackgasse herausführt, ist die Umstellung vom Reparaturbestreben auf einfühlsames Beobachten, bei weiterbestehenden Zweifeln.

Der Bangemacher und Vermeintliche Beruhigung (gleichzeitig): Du willst, dass wir aufhören darüber zu reden, stimmt's?

Stimme der Vernunft: Ja. Richtet eure Aufmerksamkeit auf den gegenwärtigen, in Wirklichkeit unproblematischen Augenblick. Diese Schauergeschichte braucht ihr nicht ernstzunehmen. Lasst das Unbehagen Unbehagen sein und geht lieber mit dem Hund spazieren. Der kratzt schon seit einer Viertelstunde an der Tür.

Der Bangemacher fragt: „Was ist, wenn die Bedrohung echt ist und du sie ausblendest? Für die Katastrophe bist dann du verantwortlich." Und Vermeintliche Beruhigung fragt ununterbrochen zurück: „Was ist, wenn die Bedrohung nicht echt ist und du sie zu ernst nimmst? Du wirst unnötig leiden." Beide argumentieren von ihrem jeweiligen Blickwinkel aus. Der Bangemacher interpretiert die Lage reflexhaft als falsch negativ, wird also auch dann unruhig, wenn die Gefahr unwahrscheinlich ist. Vermeintliche Beruhigung unterstellt ihm eine falsch positive Interpretation und fordert, er solle sich nicht weiter aufregen und einfach mal lockerlassen. So jedenfalls sieht es der Zwangsstörungsexperte Michael Greenberg (2021).

Greenberg vergleicht diesen Dialog (das heißt, die Kommentare vom Bangemacher und Vermeintlicher Beruhigung) mit der Auseinandersetzung zwischen Anklage und Verteidigung vor Gericht. Der Bangemacher ist der Anklage erhebende Staatsanwalt, der absolut sichergehen will, dass alle Bedrohungen berücksichtigt werden. Um die besten Argumente zu haben, bauscht er sie sogar auf. All seine Unterstellungen sucht Vermeintliche Beruhigung als Verteidigerin abzuwiegeln.

Wir greifen diese Metapher auf und erweitern sie: Weder der Bangemacher (Anklage) noch Vermeintliche Beruhigung (Verteidigung) sind Richter oder Schöffen. Dies ist die Aufgabe von Stimme der Vernunft, die über dem Streit steht und (wie jede Richterin und Schöffin) weiß, dass gegen Ungewissheit kein Kraut gewachsen ist und die Entscheidung zwischen schuldig oder nicht schuldig (handeln oder nicht handeln) trotzdem gefällt werden muss. Stimme der Vernunft weiß, ob etwas einer blühenden Fantasie entspringt oder auf dem Boden der Tatsachen im Hier und Jetzt gewachsen ist. Mit ihrem gesunden Menschenverstand kann sie nach bestem Gutdünken urteilen und auf der Basis des Wahrscheinlichen statt auf der des Möglichen entscheiden. Nicht hundertprozentig sicher, aber über jeden *vernünftigen* Zweifel erhaben.

WIE SIEHT DAS BEI IHNEN AUS?

Wählen Sie ein aktuelles Beispiel für Erwartungsangst aus Ihrem Leben und schreiben Sie die Parts Ihrer eigenen inneren Stimmen. Können Sie nachvollziehen, wie deren Kommunikation Ihnen immer mehr Angst einjagt? Behalten Sie nicht den Inhalt, sondern den Prozess der Interaktion im Auge. Nehmen Sie Kontakt mit Ihrer eigenen Stimme der Vernunft auf und schauen Sie sich das Ganze aus der Distanz an.

Zusammenfassung

Der Wechsel zur therapeutischen Haltung ist so wichtig, dass wir die entscheidenden Elemente noch einmal aufführen möchten. Wie wir Ihnen gezeigt haben, können Ihre bisherigen Umgangsweisen mit Erwartungsangst und chronischer Unentschlossenheit gar nicht funktionieren. Wenn sie überhaupt Wirkung zeigen, dann nur durch eine noch stärkere Anfälligkeit für die Angriffe Ihrer gehackten Vorstellungskraft. Wenn Sie Ihr Bewusstsein jedoch auf die nichtwertende, metakognitive Perspektive umschalten, sind Sie in der Lage, sich aus der Verstrickung mit dem unheimlichen Inhalt Ihrer Fantasie zu lösen und den Prozess zu beobachten, der die Angst lebendig hält. In der therapeutischen Haltung lassen Sie das Kämpfen sein und sagen sich: „Halt, warte. Das macht es nur noch schlimmer. Es ist deine eigene Vorstellung, die auf dich eindrischt. Dagegen kommst du nicht an." An dieser Stelle betritt Ihr gesunder Menschenverstand die Bühne, in der Rolle von Stimme der Vernunft, die ihre Meinung kundtut: „Diese Entscheidung mag dich ja beunruhigen, sie ist aber wichtig. Wenn du weiterhin davor zurückscheust und sie immer wieder aufschiebst, steckst du bis in alle Ewigkeit in der Angstfalle. Der einzige Weg, der aus ihr herausführt, ist der: Streck die Waffen, geh deinem Unbehagen entgegen und heiße es willkommen." Diese Haltung verkörpern die drei Begriffe „gefasst sein", „akzeptieren" und „geschehen lassen".

Im nächsten Kapitel erfahren Sie, wie Sie diesen Wechsel vollziehen und in Bewegung kommen.

8. Was tun gegen Vermeidung? Kapitulieren und sich ohne zu zaudern festlegen

Wir hoffen, dass Sie nun mit den bisher erläuterten Konzepten und deren Bezug zu Erwartungsangst und chronischer Unentschlossenheit vertraut sind: ihre facettenreiche Symptomatik, die Angriffe einer gehackten Vorstellungskraft auf Körper und Geist sowie Angstsensibilität, klebriges Denken, paradoxe Bemühungen und negative Verstärkung. Das ist wichtig, denn nur so können Sie erkennen, wann genau Ihre Fantasie das Ruder übernimmt, Sie verängstigt und Ihnen das Leben schwermacht. Sie hören auf, sich mit dem Inhalt Ihrer Gedanken zu verstricken, wenn Sie, wie im vorigen Kapitel dargestellt, sich aus der metakognitiven Perspektive und der therapeutischen Haltung darauf „gefasst machen“, sie „akzeptieren“ und „geschehen lassen“.

Achtung: Wenn es einem gerade schlecht geht, gerät man schnell in Versuchung, die „beschreibenden“ Passagen von Selbsthilfebüchern zu überspringen und gleich die mit der Überschrift „Was tun“ zu lesen. Falls Sie also hier angefangen haben, raten wir Ihnen, zum Anfang des Buchs zurückzugehen. Ohne die Grundlage der ausführlichen Erklärungen sind die nächsten Kapitel weniger hilfreich.

In der Therapie von wie auch immer gearteten Ängsten setzt man sich ihnen aktiv aus, um das Gehirn quasi neu zu verkabeln. Das heißt, Sie treffen Entscheidungen, *während* Sie Angst davor haben. Indem Sie sich mit heiklen Situationen konfrontieren, gewinnen Sie die Oberhand über Ihre Angst und gleichzeitig an Selbstvertrauen. So lernen Sie nicht nur damit umzugehen, sondern auch, wie Sie die therapeutische Haltung beibehalten und aus einer metakognitiven Perspektive erkennen, wo Sie von den Dialogen zwischen dem Bangemacher und Vermeintlicher Beruhigung in die Irre geführt werden.

Wahrscheinlich haben Sie schon einmal etwas gegen Ihre Erwartungsangst unternommen und wahrscheinlich hat es nicht so funktioniert, wie Sie gehofft haben, sonst würden Sie unser Buch jetzt nicht lesen. Warum sollte es diesmal anders ausgehen? Warum sollten Sie sich diesem Schmerz erneut aussetzen und sich Ihrer Angst nähern? Weil Ihre Anstrengungen damals zwar heroisch, jedoch fehl am Platze waren. *All die Mühe, die Energie, Sie selbst – das ist alles schon ganz in Ordnung, nur Ihre Einstellung, die war bisher die falsche.*

> **Fakt ist:** Nicht Sie selbst sind falsch, sondern Ihre Methoden und Einstellungen.

Mit dieser bei weitem effektiveren und nachhaltigeren neuen Herangehensweise stehen die Chancen mehr als gut, dass Sie Ihre Vermeidungs- und Unentschlossenheitsmuster ändern. Sie wissen ja schon: Mit geballten Fäusten kommen Sie nicht gegen die Angst an und auch nicht, wenn Sie ihr aus dem Weg gehen. Das geht nach hinten los und macht die Angst auf lange Sicht nur größer. Wir zeigen Ihnen deshalb, wie Sie nach diesem anderen Ansatz vorgehen, während Sie düstere Vorahnungen haben. Ganz besonders werden wir dabei auf die Fallen achten, in die Ihre inneren Angstdialoge Sie locken. Anschließend schauen wir uns an, weshalb die Konfrontation mit der Angst wesentlich effektiver ist, wenn Sie dabei Ihre Haltung und Einstellung ändern und sich ohne zu zaudern festlegen, aber auch ohne die Fäuste zusammenzuballen, weil das normalerweise ja nichts bringt.

8.1 Der Weg zur Besserung beginnt mit einem Haltungs- und Perspektivwechsel

Eine Besserung tritt ein, sobald Sie sich dazu bereit erklären, dass Sie darauf achten, wann Ihre „Was-wenn"-Gedanken sich zu einer beängstigenden Geschichte aufschaukeln und wann Sie unwillkürlich auf diese reagieren. Wenn Sie beispielsweise in der kommenden Woche ein heikles Unterfangen planen und Ihr Bangemacher Ihnen zuraunt: „Was ist, wenn du versagst?", sagen Sie sich aus der metakognitiven Perspektive: „Ich merke, bei diesem Gedanken bekomme ich Angst." Auf Drängen Ihrer gehackten Fantasie würden Sie die Geschichte am liebsten weiter ausschmücken wollen und daraufhin noch mehr Angst bekommen. Diese Versuchung wird stark sein.

An diesem Punkt lassen Sie Ihren gesunden Menschenverstand – Ihre Stimme der Vernunft – in Ihre Fantasiewelt hinein. Sie wissen ja, in der auf Tatsachen beruhenden Welt heißt es: „Ich mache morgen etwas Heikles und habe Angst davor." Das sind die Fakten. Aber da gibt es noch die Welt Ihrer Fantasie mit den besagten „bösen Vorahnungen", dem Gespenst der Vorangst.

Wenn Sie sich auf den Perspektiv- und Haltungswechsel einlassen, ändert sich Ihre Beziehung zu Ihrem inneren Erleben.

Der Perspektivwechsel besteht aus zwei Teilen:
1. Die eigenen Emotionen wahrnehmen, ohne sich einzumischen
2. Sich auf den gegenwärtigen Augenblick besinnen

Der Haltungswechsel besteht aus drei Teilen:
1. Nichtwertendes Mitgefühl für sich selbst
2. Der Angst bereitenden Herausforderung bereitwillig entgegenzugehen statt von ihr weg zu streben
3. Therapeutische Kapitulation

Diese insgesamt fünf Komponenten wollen wir uns nun genauer anschauen.

8.1.1 *Finger weg, nur angucken!*

Das Beobachten und Einordnen der beängstigenden Gedanken, während man sie denkt ist, ein wichtiger Schritt, den Kaperangriffen der gehackten Fantasie Einhalt zu gebieten – und es ist der erste Schritt hin zum Einstellungswandel. Mal angenommen, Sie wollen morgen über eine Brücke fahren und denken: „Was ist, wenn ich Panik kriege und deshalb in den Abgrund stürze?" Dann stellen Sie fest: „Ich habe einen beängstigenden Gedanken, ich spüre die Angstwallung und mein Herz klopft rasend schnell."

Fakt ist: Beobachten Sie, ohne etwas verändern zu wollen und sich einzumischen.

Wie Ihnen bestimmt aufgefallen ist, bitten wir Sie nicht, sich dem *Inhalt* Ihrer Gedanken zuzuwenden. Sie sollen nur wahrnehmen, dass sie Ihre Angst steigern (oder schwächen) und sich – wenn Sie grübeln – wiederholen. Setzen Sie sich nicht mit dem Inhalt auseinander, sondern mit dem Prozess.

Erwartungsangst gehört zu jenen Lebenssituationen, wo man die Füße am besten stillhält, weil man die Sache in jedem Fall nur verschlimmern würde. Achten Sie darauf, was in Ihrem Inneren passiert, wenn Sie Angst haben, was Sie fühlen, körperlich empfinden und woran Sie sich erinnern, aber gehen Sie nicht darauf ein. Da diese „Finger-weg!"-Einstellung leicht missverstanden wird, wollen wir sie uns einmal genauer anschauen.

Wenn mir ein bangemachender Gedanke kommt, wie z. B. „Was ist, wenn ich im Zug eine Panikattacke bekomme?" und ich darauf eingehe, ist das eine Reaktion. Nehmen wir an, ich antworte: „Mach dir keine Sorgen, es wird schon nicht so schlimm"

(Vermeintliche Beruhigung), um mir gut zuzureden, dann wäre das eine Reaktion, mit der ich den ursprünglichen Was-wenn-Gedanken unwillkürlich verstärken würde. Aus der Perspektive von Stimme der Vernunft würde ich mich nicht darauf einlassen, sondern sagen: „Mir geht da was durch den Kopf, das mir Angst macht." Ich nehme den Gedanken mitsamt der automatisch aufsteigenden Angst bewusst wahr, aber ohne mich hineinziehen zu lassen. Und das entzieht dem Alarmsystem den Treibstoff, den es zum Eskalieren benötigt.

Wenn ich denke: „Oje, ich weiß nicht, bei meiner letzten Zugfahrt hatte ich diese furchtbare Panikattacke, die hat mir den ganzen Tag verdorben. Und wenn das wieder passiert?" Mit der Feststellung: „Eine alte Erinnerung hat Erwartungsangst geweckt" bleibe ich neutral.

Zu den drei Tatsachen, die Sie schon kennen – erstens, die paradoxe Bemühung sowie zweitens, dass Vermeidung Angst verstärkt und drittens der Kampf gegen die Angst letztendlich zu mehr Angst führt – kommt also eine vierte: Wenn Sie sich auf den Gedankeninhalt konzentrieren, setzen Sie sich zwangsläufig mit Ihren Zweifeln und Sorgen auseinander. Aus diesem Grund ist es besser, sich lediglich auf das aktuelle Geschehen zu konzentrieren und nicht auf diese „Sache", dieses scheinbare „Problem" einzugehen.

Auch im Zusammenhang mit der häufig missverstandenen Achtsamkeit herrscht Klärungsbedarf. So ist Achtsamkeit im Umgang mit den Grübeleien der Vermeintlichen Beruhigung nicht hilfreich, und erst recht empfiehlt es sich nicht, dem Dialog mit dem Bangemacher „achtsam" zu folgen: „Mir ist bewusst, dass ich gerade einen Fluchtplan schmiede. Mir ist bewusst, dass das ein Argument ist, um mich vor dieser Sache zu drücken. Mir ist bewusst, dass ich den Bangemacher beschwichtigen will, damit er sich entspannt." Am besten ist: auf die aufmerksam wahrnehmende Stimme der Vernunft zu hören, in den gegenwärtigen Augenblick umzuschalten und sich vom inneren Dialog zu lösen.

Fakt ist: Am besten lässt man die Vermeintliche Beruhigung ganz bleiben.

Achten Sie nur auf Ihre Gefühle: „Ich kriege Beklemmungen, es widert mich an, ich schäme mich." Das ist kein „achtsames" Nachdenken, kein „meditatives" Herumreiten oder Diskutieren, auch kein irgendwie geartetes Erkundigen von Gefühlen. Nach dem Warum zu fragen ist jetzt fehl am Platz. Halten Sie sich zurück und nehmen Sie wahr, ohne etwas ändern zu wollen.

Fakt ist: Nach dem Warum zu fragen, während Sie Angst haben, ist selten gut.

Ein weiteres Missverständnis ist die Hoffnung, dass Achtsamkeit allein eine Änderung bewirkt. Der metakognitive Wechsel in achtsame Bewusstheit ist zwar Voraussetzung für eine Änderung, bewirkt aber selbst keine.

Der Bangemacher: Ich halte den Gedanken nicht aus, dass meine kleine Tochter krank werden könnte.

Vermeintliche Beruhigung: Es geht ihr doch bestens. Also, alles gut, kein Grund zur Sorge.

Der Bangemacher: Du kannst mir aber nicht garantieren, dass das immer so bleibt. Ich fühle mich so machtlos, ich bin unfähig, sie zu beschützen. Was ist, wenn sie stirbt? Darüber käme ich nie hinweg.

Vermeintliche Beruhigung: Du könntest für ihren Schutz jeden Tag ein Gebet sprechen. Dann geht es dir vielleicht besser. Warum denkst du übrigens gerade darüber nach?

Stimme der Vernunft: Wie wäre es, wenn du einfach nur feststellst, dass dir ein schmerzhafter Gedanke durch den Kopf gegangen ist? Über ihn nachzudenken bringt nichts, auch nicht darüber, was du tun könntest. Lass ihn am besten in Ruhe.

8.1.2 Sich auf die Gegenwart besinnen

Die Angst lebt in der Zukunft. Ob sie nun von seltsamen Gefühlen kommt, von erschreckenden Gedanken oder furchtbaren Erinnerungen – es ist der Prozess der Was-wenn-Zukunftsfantasien, der das Alarmsystem immer wieder in Gang setzt und die kurzzeitigen Angstwallungen in permanente Erwartungsangst umwandelt. So stellen die meisten Betroffenen erstaunt fest, wie selten sie sich der Gegenwart widmen.

Wenn Sie feststellen, dass Sie auf Ihre Zukunftsvorstellungen fixiert sind, konzentrieren Sie sich lieber auf das, was ist, statt auf „Was ist, wenn …?“: Lösen Sie sich vorsichtig vom Bangemacher und kehren Sie in die Realität zurück, in der Sie sich gerade befinden. Unwillentlich auf das Ausschauhalten nach Gefahren trainierte Gehirne machen im Angstzustand überaus wachsam. Verlassen Sie in dieser Situation am besten Ihr Oberstübchen und betreten Sie das Reich Ihrer Sinne. Auf diese Weise kommen Sie am besten zurück in den gegenwärtigen Augenblick. Achten Sie also zum Beispiel beim Lesen auf die Hintergrundgeräusche und darauf, wie sich Ihre

Beine anfühlen, während Sie auf dem Stuhl sitzen, und wie das Papier der Buchseiten zwischen Ihren Fingern (beziehungsweise das elektronische Lesegerät in Ihren Händen). Achten Sie auf Ihre sich von Moment zu Moment ändernden Sinnesempfindungen. Hier, in genau diesem Moment, stößt Ihnen in Wirklichkeit nichts zu, von außen kommt keine Bedrängnis, Ihre Gedanken über die Zukunft können dem, was Sie jetzt sehen, hören und spüren, den Vortritt lassen. Sie müssen nichts TUN, sondern können einfach nur SEIN. Lassen Sie Zeit verstreichen. Mit den (leicht abgewandelten) Worten der Beatles: „Let it be, let it be, let it be, let it be, there's no need to answer, let it be, let it be."

Zwischen Was-ist-wenn und Was-ist besteht ein gewaltiger Unterschied, den Sie sich bewusstmachen sollten, nämlich den zwischen Absicht und Aufmerksamkeit. Ihr Ziel besteht darin, die Aufmerksamkeit auf den gegenwärtigen Augenblick zu lenken, nicht, die Sorgenlitanei willentlich zum Verschwinden zu bringen, indem Sie sie *unterdrücken, verdrängen* oder *ausblenden.* Wenden Sie sich im Gewahrsein Ihrer bösen Vorahnungen einfach nur Ihrer gegenwärtigen Sinneserfahrung zu. Das heißt: *Sie lenken Ihre Aufmerksamkeit woanders hin, aber ohne Absicht.*

Fakt ist: Sich mit dem Was-ist zu befassen ist besser als mit dem Was-ist-wenn.

Wenn wir zwischen Was-ist-wenn und Was-ist differenzieren, wird klar, dass das Aussteigen aus der Gegenwart über das Denken geschieht, initiiert von unheimlichen Fantasien. Kurz, *Erwartungsangst dreht sich im Wesentlichen darum, dass man zu viel denkt. Und zu viel Denken verringert sich nicht durch noch mehr Denken.* Sobald Sie merken, dass Sie auf den inneren Dialog zwischen dem Bangemacher und Vermeintliche Beruhigung eingehen, kann Stimme der Vernunft Sie dazu ermutigen, sich vorsichtig aus dem Streit zu entfernen und in den gegenwärtigen Augenblick zurückzukehren. Wenn Vermeidung die beste Option zu sein scheint, wenn Ihr Sackgassendasein Sie frustriert, wenn Sie Ausflüchte auskungeln oder emsig Geschichten über potenzielle Katastrophen fabrizieren, dann machen Sie es sich zur Regel, dass Sie auf Abstand zu Ihren Gedanken gehen und sich wieder auf die Gegenwart besinnen. Mehr nicht. Sie werden merken: Wenn Sie ein wenig Zeit verstreichen und die Tatsache sacken lassen, dass Sie sich in diesem Moment nicht wirklich in akuter Gefahr befinden, wird Ihr hyperaktives Alarmsystem dadurch entschärft.

Fakt ist: Durch zu viel Denken entstandene Probleme lösen sich nicht durch noch mehr Denken.

Durch die sinnliche Wahrnehmung im Hier und Jetzt kann man nicht so leicht in den Tiefen der Fantasie versinken, weil beide unterschiedliche Gehirnschaltkreise nutzen. Diese Sinnesinformationen (die Temperatur, der Atem, Hintergrundgeräusche, die vielen kleinen Falten auf dem Handrücken, der Druck der Stuhllehne im Rücken) können zwar nicht den kreativen Fluss im Erzählen von Zukunftsgeschichten unterbrechen, wohl aber das zwanghafte Verlangen, auf die Schreckensbilder einzugehen und ausgiebige Überlegungen anzustellen.

Der Bangemacher: Das Essen hier erinnert mich daran, dass ich nächste Woche Besuch bekomme. Gastgeberin zu sein finde ich absolut stressig. Ich muss meine Wohnung auf Hochglanz bringen, das Essen planen, kochen und obendrein noch für gute Stimmung sorgen.

Vermeintliche Beruhigung: Kein Grund zur Sorge. Du machst das immer ganz prima.

Der Bangemacher: Aber ich hab so viel zu tun und mit dem Kochen tu ich mich in letzter Zeit eher schwer, fürchte ich.

Vermeintliche Beruhigung: Du könntest einen Lieferdienst beauftragen. Und ein Spiel einplanen.

Der Bangemacher: Das geht nicht. Man erwartet, dass ich selber koche. Und Spiele sind albern. Was mache ich nur? Ich werde die ganze Woche kein Auge zumachen. Wie kann ich Gäste empfangen, wenn ich Panik schiebe?

Vermeintliche Beruhigung: Du kannst jederzeit sagen, dass du deine „Migräne" hast.

Der Bangemacher: Ich hasse mich!

Stimme der Vernunft: Von hier drüben kann ich erkennen, dass ihr beide ein Problem wälzt, dass nicht da ist, sondern nur im Kopf existiert. Bei jedem Vorschlag geht es darum, etwas zu vermeiden, was dadurch aber nur noch schlimmer wird. Macht mal langsam und achtet auf den Geschmack des Essens im Mund statt auf das verbrannte Ekelzeug in deiner Vorstellung. Wie wäre das? Diese Spaghettisoße hier könnte übrigens ein bisschen mehr Salz vertragen.

Natürlich kann man nicht vollkommen im Moment leben, das wissen wir ja. Man muss den Tag planen, die Kinder für die Schule fertig machen, einen Arzttermin organisieren, das Auto zur Inspektion in die Werkstatt bringen, die Fahrt vorbereiten, dazu einkaufen, kochen und vielleicht sogar noch einen Besuch im Fitnesscenter unterbringen. Vollkommen im Moment leben nur Hundewelpen, heißt es. Erwachsenen Menschen gelingt das weniger gut! Trotzdem – im Leben ist immer Raum für beides, sowohl für durchgeplante Tage als auch für Achtsamkeit im gegenwärtigen Augenblick.

8.1.3 Nichtwertendes Mitgefühl für sich selbst

Der Haltungswechsel klappt nur, wenn man nicht wertet. Manche Patient:innen verwirrt das. Sie sagen dann: „Ich muss doch streng mit mir sein. Ohne Selbstdisziplin und Selbstbeherrschung schaffe ich es nicht durch den Tag!“

Sich beim Überwinden von Erwartungsangst zu einer nichtwertenden Haltung bereitzuerklären hat nichts mit Schlamperei oder Disziplinlosigkeit zu tun. Im Gegenteil: Man nimmt sich vor, die eigenen automatischen Reaktionen und Selbstverurteilungen mitfühlend wahrzunehmen. Man ändert also nicht das Verhalten in der Außenwelt, sondern dessen Bewertung in der *Innenwelt.* Genau gesagt gibt Selbstmitgefühl nicht die Erlaubnis, alles Furchterregende oder Belastende zu meiden. Man macht sich damit keinen schlanken Fuß, sondern hat ein Herz für die eigenen Schmerzen und Nöte, stärkt sich bei Zweifeln und Ängsten den Rücken und klopft sich nach Situationen, in denen man Kraft und Mut bewiesen hat, lobend auf die Schulter. *Nichtwertendes Mitgefühl für sich selbst zu haben bedeutet, dass Sie sich würdigen, aber nicht für das, was Sie erreicht haben, sondern für sich selbst, den Menschen, der Sie im Kern sind.*

Sollte Ihnen entgehen, dass Sie etwas Bangemachendes denken, sich mit dem Inhalt Ihrer Sorgen verstricken oder sich in endlosen inneren Dialogen im Kreis drehen, seien Sie nicht frustriert. Nehmen Sie es gelassen hin, ohne sich zu kritisieren oder Vorwürfe zu machen. Reagieren Sie genauso nichtwertend, wenn Sie sich beim Gebrauch einer alten ineffizienten Anti-Angst-Methode erwischen. Seien Sie möglichst geduldig mit sich selbst. Mit Übung schaffen Sie das.

Wir glauben ganz fest an die Koexistenz von Disziplin und Mitgefühl. Bestimmt können Sie mit ganzer Hingabe an sich arbeiten und trotzdem freundlich zu sich sein, wenn Sie feststellen, dass Sie Ihr Ziel verfehlt haben. Und auch, wenn Sie dann nicht freundlich zu sich selbst sein können: Rufen Sie sich vorsichtig in die nichtwertende Gegenwart zurück und machen Sie da weiter, wo Sie den Faden verloren haben.

8.1.4 Bereitwilligkeit

Dies ist die Haltung, mit der Sie bangemachenden Dingen und Entscheidungen entgegengehen statt vor ihnen davonzulaufen. Seien Sie überzeugt, dass Leid und Unbehagen eigentlich ungefährlich sind und der Weg zur Besserung nicht um sie herum, sondern mitten hindurch führt. Bereitwilligkeit bedeutet, die Angst körperlich und geistig zu spüren, egal ob es sich um die harmlosen Körpersymptome von Aufregung handelt oder um Fehlalarm oder beklemmende Einfälle. Meiden Sie die Situation nicht, sondern stehen Sie sie bereitwillig durch, damit sich das Gehirn währenddessen umpolen kann. Das wird Ihnen zwar keine kurzfristige Erleichterung verschaffen, dafür aber einen langfristigen Gewinn.

Die Haltung der Bereitwilligkeit steht der mit geballten Fäusten (angehaltener Atem, gesträubte Haare, Augen zu und durch) konträr gegenüber. Sparen Sie die auf die Gefühlskontrolle verwendete Energie und nehmen Sie das Geschehen einfach nur wahr. Um diese Bereitwilligkeit zu erreichen, brauchen Sie ein Verständnis dafür, was Angst auslöst und aufrechterhält. Damit sie sich langfristig verringert, nehmen Sie kurzfristig das größere Leid bereitwillig auf sich.

Natürlich ist diese Haltung nicht. Von unserer Biologie sind wir ja so veranlagt, dass wir etwas, das wir als gefährlich wahrnehmen, meiden oder davor weglaufen. Sich dem Gefürchteten bereitwillig zu nähern erfordert also Einiges an Überwindung und Hingabe. Sobald Sie aber den Dreh raushaben und sich beispielsweise Panikanfälle gestatten, statt sie wie sonst um jeden Preis in den Griff zu kriegen, werden Sie feststellen, dass sie immer seltener werden. Wenn Sie sich nicht dagegen wappnen, reagieren Sie flexibler. Und schon beginnt sich etwas zu verändern.

Eine Patientin, die schon lange unter Höhenangst leidet, stellt ihre engagierte Bereitwilligkeit unter Beweis, indem sie sich in hochgelegenen Dachgartenrestaurants verabredet. „Also, die Aussicht dort ist schon toll“, sagt sie manchmal. „Bin mir nicht sicher, inwieweit ich sie genieße, aber es fällt mir immer leichter.“

Fakt ist: Chronische Angst lässt häufig erst dann nach, wenn man bereitwillig zulässt, dass sie kurzfristig zunimmt.

Der Bangemacher: Ich will meine Oma besuchen, aber sie wohnt im siebenunddreißigsten Stock. Ich kann unmöglich all die Treppen raufkraxeln. Letztes Mal habe ich beinahe einen Herzkasper gehabt.

Vermeintliche Beruhigung: Warum nimmst du nicht den Fahrstuhl? Heutzutage haben die alle einen Notruf.

Der Bangemacher: Im Fahrstuhl habe ich schon öfter Panik bekommen. Die Aufregung verkraftet mein Herz nicht.

Vermeintliche Beruhigung: Du schaffst das bestimmt. Schließ einfach die Augen und zähl bis Hundert. Im Nu bist du oben. Könntest du vielleicht den Hausmeister bitten mitzukommen? Du weißt ja, laut deinem Arzt hast du keine Herzprobleme.

Der Bangemacher: Und wenn der Fahrstuhl steckenbleibt? Außerdem – selbst wenn ich oben bei meiner Oma ankomme, ich wäre die ganze Zeit das reinste Nervenbündel, weil ich irgendwann ja wieder runter muss. Das ist es mir nicht wert.

Vermeintliche Beruhigung: Aha, verstehe. Dann weich auf Zoom aus. Das ist eine gute Alternative.

Der Bangemacher: Sie ist so enttäuscht von mir. Mit einundachtzig fährt sie problemlos Fahrstuhl. Das zieht mich total runter.

Vermeintliche Beruhigung: Es ist nicht deine Schuld. Du kannst nichts dafür. Dann geh nicht hin. Sie wird es dir verzeihen.

Stimme der Vernunft: Siehst du, wie du dich von deiner Erwartungsangst herumkommandieren lässt? Panikattacken sind unerträglich? Stimmt nicht. Dieser Irrtum bringt dich aber um die Freude, Oma besuchen zu gehen. Je verzweifelter du nach Schlupflöchern suchst, wie du um die Angst herumkommen kannst, desto unglücklicher wirst du. Wie wär's, wenn du es dir zur Regel machst, ein paar Mal kurz Fahrstuhl zu fahren und dabei Angst zu haben? Dann wirst du sie bereitwilliger zu ertragen lernen. Du könntest sogar auf eine Panikattacke hoffen, damit du währenddessen einfach Zeit verstreichen lässt, während dein Körper von selbst wieder zur Ruhe kommt. Denk dran: Du bist darauf gefasst. Du akzeptierst sie. Du lässt sie zu. Der Fehlalarm deines Körpers ist unangenehm, aber deine Freiheit ist es das wert.

8.1.5 Therapeutische Kapitulation

Wenn wir unseren Patient:innen sagen, dass es ihnen besser geht, wenn sie sich ergeben, fragen viele erstaunt oder enttäuscht: „Was? Ich soll aufgeben, damit es mir besser geht? Soll ich etwa bis in alle Ewigkeit Angst haben? Warum können Sie mir nicht einfach bessere Bewältigungsstrategien an die Hand geben?" Unsere Antwort lautet: „Ergeben ist nicht gleich Aufgeben. Wenn Ihre Angstzustände offensichtlich meistens daher rühren, dass Sie gegen sie ankämpfen und Ihre Vermeidungsbemühungen die Entstehung neuer Nervenbahnen behindern, dann ist es logischerweise am effektivsten, wenn Sie Ihre Beziehung zur Angst ändern und infolgedessen aufhören, sich von ihr herumkommandieren zu lassen und Ihr Leben nach ihr auszurichten." Eine andere Beziehung zu Ihrem inneren Erleben erreichen Sie über die therapeutische Kapitulation, die dritte Komponente des Haltungswechsels. Diese Änderung greift viel tiefer und hält auch länger als jede Bewältigungsstrategie.

Therapeutische Kapitulation bedeutet: Sie strecken die Waffen. Denn dieser Krieg, den Sie führen, bringt paradoxe Bemühungen und verzweifelte Vermeidungstaktiken hervor. Seinetwegen geraten Sie in die sich immer weiter zuspitzenden Dialoge hinein, die sich zwischen dem Bangemacher und Vermeintlicher Beruhigung entspinnen. Stellen Sie sich vor, Sie würden mit Ihrer Angst Tauziehen spielen. Sie hat Kraft und zieht Sie zu sich herüber. Mit Müh und Not schaffen Sie es wieder an Ihren Platz zurück. Aber das Spiel nimmt kein Ende, niemand kann je gewinnen, weil beide gleich stark sind. Es ist ein Dauerkampf. Treten Sie nun einen Schritt beiseite und stellen Sie sich einmal Folgendes vor: In dem Moment, wo Ihre Gegnerin am heftigsten zieht, lassen Sie das Seil los und weigern sich, weiter mitzuspielen. Die Angst wird rückwärts taumeln und umfallen (Harris 2017). *Therapeutische Kapitulation ist die Weigerung, das Spiel der Angst mitzuspielen.*

Daraus folgt: Sie bleiben immer schön in der Nähe Ihrer Stimme der Vernunft. Als verkörperte Spielverweigerung ist sie immun gegen einfallsreiche Kaperangriffe und geht auf Abstand zu den fantastischen Geschichten ohne Happy End, die Sie in Ihrem Kopf fabrizieren. In der Haltung der therapeutischen Kapitulation bleiben Sie mit Ihrem gesunden Menschenverstand in Kontakt. Sie schenken Ihrem Katastrophendenken keinen Glauben, kaufen ihm die eingebildeten Gefahren nicht ab, halten Zweifel weder für Tatsachen noch für Vorhersagen. Wenn Sie sich dazu entschließen, unbeirrt weiterzumachen, können Sie Ihrem Gehirn und Körper beibringen, nicht gleich auf jede Herausforderung zu reagieren.

Therapeutische Kapitulation bedeutet: Sie lassen los, im Vertrauen, dass Sie mit Gedanken, Empfindungen und Gefühlen schon irgendwie fertigwerden, komme was wolle. Körper und Geist werden sich mit der Zeit von selbst regulieren. Gewähren Sie sich ruhig einen Vertrauensvorschuss und kapitulieren Sie – lassen Sie sich darauf ein, entscheiden Sie klipp und klar, etwas zu tun, ohne eine Garantie dafür zu haben, dass es auch gelingt. Indem Sie die Waffen strecken und sich aus dem Kampf heraushalten, entziehen Sie Ihrer Angst den Treibstoff.

Stellen Sie sich vor, Sie brettern mit einem Auto, das seltsamerweise nur ein Gaspedal und keine Bremse hat, durch eine flache Wüstenlandschaft. Sie wollen anhalten. Ihr Fuß sucht nach der Bremse, aber da ist keine. Panisch fuchteln Sie im Wagen herum und treten dabei immer wieder aus Versehen auf das Gaspedal. Wenn Sie so weitermachen, werden Sie von der Straße abkommen und das könnte richtig schlimm ausgehen. Sie könnten aber stattdessen einfach gar nichts machen: Sie nehmen den Fuß vom Pedal und lassen nur Zeit verstreichen. Sie warten, bis das Fahrzeug, da es ja kein Benzin mehr bekommt, von selbst langsamer wird und schließlich zum Stehen kommt.

Im nächsten Beispiel schaltet sich Stimme der Vernunft in die übliche Endlosschleife zwischen dem Bangemacher und Vermeintliche Beruhigung ein.

Der Bangemacher: Ich will mir ein Elektroauto kaufen, überlege aber hin und her, welches wohl am besten ist. Damit mache ich mich und alle anderen noch ganz verrückt.

Vermeintliche Beruhigung: Warum schaust du dir nicht die Bewertungen an?

Der Bangemacher: Habe ich doch schon. Aber danach kann man nicht gehen, weil die Leute, die welche schreiben, entweder in höchsten Tönen schwärmen oder massiv Kritik üben.

Vermeintliche Beruhigung: Wie wär's mit der objektiven Bewertung auf einer Auto-Webseite?

Der Bangemacher: Da kommen jeden Tag neue raus. Elf Seiten habe ich schon abgespeichert und jede sagt was anderes.

Vermeintliche Beruhigung: Warum wartest du dann nicht bis zum nächsten offiziellen Testvergleich?

Der Bangemacher: Die Entscheidung noch weiter aufschieben? Meine alte Kiste fällt doch schon auseinander.

Vermeintliche Beruhigung: Na dann wirf halt eine Münze.

Der Bangemacher: Und wenn ich das falsche wähle oder zu viel bezahle? Da käme ich nie drüber hinweg. Ich würde mir ewig Vorwürfe machen.

Stimme der Vernunft: Das führt doch zu nichts. Du drehst dich nur im Kreis und lässt dich von deinen komischen Vorahnungen tyrannisieren. Erklär dich dazu bereit, eine nicht ganz perfekte Entscheidung zu treffen. Vielleicht wirst du später irgendwas bereuen, hast dafür aber wenigstens ein Auto. Entscheide dich und tätige den Kauf entweder in Person oder online, mach es am besten gleich dingfest und zahl mit Kreditkarte, bevor du es dir wieder anders überlegst. Eine Welle von Gefühlen wird heranrauschen. Tu nichts weiter, sondern sitz sie aus.

Nachdem wir nun beschrieben haben, welche Haltungs- und Perspektivwechsel notwendig sind, um neue Umgangsweisen mit Erwartungsangst zu lernen, werden wir Ihnen als Nächstes zeigen, wie Sie diese im Alltag umsetzen können.

8.2 TANZE: Die fünf Schritte der therapeutischen Kapitulation

Der Perspektiv- und Haltungswechsel hilft Ihnen, Ihre Erwartungsangst und Ihre chronische Unentschlossenheit zu überwinden, und weil man mit beiden keinen Machtkampf mehr ausficht, sondern in jeder Situation, in der man ihnen begegnet, behutsam mit ihnen tanzt, haben wir diese neue fünfschrittige Gangart TANZE genannt.

T: Trau deiner Erwartungsangst nicht über den Weg, sondern erkenne, dass es sich um Fantasievorstellungen, Erinnerungen, Sinnesempfindungen oder Stimmungen handelt und löse dich aus deiner Verstrickung.
A: Akzeptiere die Zweifel und das Unbehagen bereitwillig.
N: Nicht kämpfen, vermeiden, sich selbst gut zureden oder zu viel nachdenken.
Z: Zaudere nicht, entscheide dich und handle.
E: Erlebe die Gegenwart so wie sie ist und lass Zeit verstreichen.

TANZE wirkt sowohl bei Erwartungsangst als auch bei chronischer Unentschlossenheit. Wie gesagt, es ist ein Tanz, kein Marsch! Ziehen Sie die Schritte also nicht strikt durch, sondern bleiben Sie geschmeidig und bewegen Sie sich fließend. Schauen wir uns nun jeden einzelnen Schritt genauer an.

T: Trau deiner Erwartungsangst nicht über den Weg, sondern erkenne, dass es sich um Fantasievorstellungen, Erinnerungen, Sinnesempfindungen oder Stimmungen handelt und löse dich aus deiner Verstrickung. Ihnen fällt etwas ein oder Sie überkommt ein Verlangen, vielleicht auch danach, etwas zu tun. Beinahe zeitgleich spüren Sie Erregung aufwallen und Erwartungsangst macht sich breit. Das Gefühl kennen Sie schon, es ist kein Einzelfall, sondern Teil eines Lebensmusters. *Es ist das Signal fürs Umschalten in die metakognitive Weitwinkelperspektive.*

Sie nehmen einen bangen Gedanken oder eine Erinnerung an ein furchterregendes Erlebnis wahr – ein Produkt Ihres Vorstellungsvermögens. Vielleicht merken Sie, dass Ihre Stimmung, bestimmte Stressfaktoren oder Trigger die Situation noch verschlimmern. Achten Sie auf den Reflex auszuweichen und die Zunahme der Angst, während Sie sich allerhand Zukunftsgeschichten ausmalen. *Der erste Schritt ist eine Einladung zum achtsamen Wahrnehmen, nicht zum Handeln.*

A: Akzeptiere das Unbehagen und die Zweifel bereitwillig. Ihre Stimme der Vernunft rät Ihnen: „Mach dich gefasst. Akzeptiere es. Lass es zu." Ihnen kommen automatisch Zweifel: „Ist das die richtige Entscheidung? Werde ich, wenn ich falschliege, mit den Folgen umgehen können? Was ist, wenn meine Angst zu stark wird – sollte ich dann besser absagen?" Sie sind verunsichert. Das ist unangenehm. Sie nehmen körperlich Erregung wahr und mögen es nicht. Das sind keine Warnungen oder Vorhersagen. Die Zweifel haben keine Macht. Sie haben das schon so oft erlebt. Sie kennen es.

Vergegenwärtigen Sie sich aus einer nichtverstrickten Perspektive – aus der Distanz –, dass Sie diesen wohlbekannten Prozess nur beobachten und gehen Sie nicht zu sehr in die Einzelheiten dieser Herausforderung hinein. Fragen Sie sich nun, ob

Sie in Kontakt mit Ihrem gesunden Menschenverstand sind, und wenn nicht, an welchem Punkt Sie ihn verloren haben und die Fantasie das Ruder an sich gerissen hat. *Dies ist der Hinweis, aus der Widerstandshaltung in die Haltung der Bereitwilligkeit zu kommen.*

N: Nicht kämpfen, vermeiden, sich selbst gut zureden oder zu viel nachdenken. Sie meinen, von Natur aus gegen das Unbehagen ankämpfen zu müssen. Aber Sie wissen auch, dass das nach hinten losgeht und dass Sie umso mehr erreichen, je weniger Sie tun. Mit den Vermeidungs-, Selbstberuhigungs- und Bewältigungsstrategien verhält es sich genauso: Sie greifen instinktiv danach, aber das funktioniert nur vorübergehend. Über eine schwierige Situation zu viel nachzudenken und sie in allen Einzelheiten durchzukauen, führt lediglich in weitere Sorgenspiralen. *Das ist der Hinweis, loszulassen.*

Z: Zaudere nicht, entscheide dich und handle. Tun Sie das Schwierige, während Sie sich Ihrer Angst bewusst sind: Warten Sie nicht auf größeres Selbstvertrauen, den richtigen Moment oder die absolute Gewissheit. Gehen Sie unbeirrt den ersten Schritt und wenn es nur ein kleiner ist, ganz egal, wie Sie sich fühlen. Ziehen Sie es durch, ohne vorher Fluchtwege einzuplanen. Lassen Sie sich nicht von Ihrer Fantasie auf den irrigen Gedanken bringen, Ihre unangenehme Erwartungsangst wolle Ihnen mitteilen, dass Sie in Gefahr, schwach oder unfähig sind. Mithilfe Ihrer metakognitiven Perspektive und Ihrer bereitwilligen Haltung werden Sie sich einlassen und festlegen können. Vagheit oder unentschiedenes Hin- und Herschwanken machen die Sache schlimmer. *Dies ist der Hinweis, dass eine klare Richtung einzuschlagen und dabei zu bleiben der bessere Weg ist.*

E: Erlebe die Gegenwart so wie sie ist und lass Zeit verstreichen. Lenken Sie, während Sie sich auf das Gefürchtete – eine Entscheidung oder eine Handlung – zubewegen, Ihre Aufmerksamkeit weg von den Zweifeln, den Was-wenn-Sorgen des Bangemachers und dem vermeidenden, zu Hilfe eilendem Gebaren der Vermeintlichen Beruhigung hin auf das, was Sie in der Gegenwart erleben, auf die Realität. In diesem gegenwärtigen Augenblick liegt kein Notfall vor. Die Absicht besteht nicht darin, die Erwartungsangst loszuwerden. Vielmehr geht es darum, wie Sie sind, während Sie zulassen, dass die Angst sich mit der Zeit von selbst legt. *Dies ist der Hinweis, behutsam vom Denken zum Empfinden überzuwechseln.*

TANZE im Alltag

Haben Sie das Prinzip TANZE verstanden und ein paarmal angewendet, ist es Zeit zu üben. So wie Sie Tanzen nicht durch Lesen lernen, müssen Sie auch diese Schritte so lange täglich üben, bis sie Ihnen in Fleisch und Blut übergehen. Ergreifen Sie engagiert jede sich bietende Gelegenheit für neue Erfahrungen zur Bildung neuer Schaltkreise. Seien Sie nicht wählerisch. Tun Sie das Nächstliegende und stellen Sie sich der Herausforderung, die Ihnen der normale Fluss des Lebens jeweils vor die Füße spült. Heißen Sie jeden Scheideweg, alles, was Sie noch nie getan haben, herzlich als Übungsmöglichkeit willkommen. Sie werden überrascht sein, wie viele Fortschritte Sie machen, wenn Sie sich sozusagen selbst das Jawort geben.

Fakt ist: Wie jeden Tanz muss man auch die Schritte von TANZE erst einmal lernen.

Wenn Sie eine Einladung zu einer Veranstaltung bekommen und den üblichen Angstschwall spüren, treten Sie heraus in die achtsame Wahrnehmung und machen Sie sich bewusst, wie Sie bangemachende Fantasien konstruieren. Überlassen Sie sich dem Kommenden bereitwillig und gehen Sie couragiert weiter – wie stark der Vermeidungsimpuls auch sein mag. Müssen Sie zum Arzt und fällt Ihnen auf, dass Sie sich an die angstvolle Woche vor dem letzten Termin erinnern, sagen Sie sich, das ist jetzt eine Gelegenheit, um das Akzeptieren, das Geschehenlassen der Angsterregung und das Einhalten von Abmachungen zu lernen. Ist Ihre Steuererklärung dran, legen Sie eine Zeit dafür fest, überprüfen Sie die Formulare nur einmal und reichen Sie sie gleich ein. Machen Sie sich dann auf die sofort heranrauschende Welle automatischer Zweifel gefasst und heißen Sie sie willkommen. Lassen Sie Zeit verstreichen.

Wägen Sie zwischen zwei Jobangeboten ab, die Sie beide verlieren werden, wenn Sie nicht handeln, hören Sie dem Bangemacher und der Vermeintlichen Beruhigung nicht länger zu, halten Sie sich aus dem Gerangel heraus und fragen Sie stattdessen Ihre Stimme der Vernunft. Vielleicht wissen Sie ja sowieso schon, was zu tun ist. Falls Sie sich nicht entscheiden können, welche Krawatte Sie umbinden, denken Sie daran: Darum geht es gar nicht – das eigentliche Problem ist die Ungewissheit. Legen Sie, ohne lange zu fackeln, mehrere Krawatten auf das Bett und wählen Sie blind.

Der Bangemacher: Wenn ich jetzt solch eine Angst habe, wie werde ich dann die nächste Woche überleben? Ich muss mich vorbereiten!

Vermeintliche Beruhigung: Wir haben das schon mal überlebt, wir machen einen Plan. Notfalls können wir jederzeit abspringen.

Stimme der Vernunft: Hier hilft weder Beruhigen noch Vermeiden. Fass dir ein Herz und erklär dich bereit, ohne Netz und doppelten Boden. Hör auf zu kämpfen, gib die Kontrolle ab und lass Zeit verstreichen. Du bist stärker als du denkst. Du schaffst das.

8.3 Geplante Konfrontationsübungen

Bisher haben wir uns mit dem Einüben des Perspektiv- und Haltungswechsel in Situationen beschäftigt, in denen man etwas entscheiden oder tun muss, das Angst auslöst, die aber nicht zu diesem Zweck herbeigeführt werden. Man übt quasi beiläufig. Neben dieser „zufälligen Praxis", wie wir dazu sagen, gibt es noch eine andere Möglichkeit, die die Verbesserung nachhaltig macht, nämlich beängstigende, nicht unmittelbar bevorstehende Entscheidungen und Handlungen *vorsätzlich herbeizuführen.* Warum um aller Welt sollte man sich absichtlich und freiwillig einem solchen Stress aussetzen? Weil das Gehirn dadurch lernt, weniger Angst zu haben. Und je öfter es das erlebt, desto besser.

Geplante Konfrontationen üben

Die Konfrontation ist eine „aktiv therapeutische Maßnahme", bei der man sich der Angst aussetzt, um sich, wie man früher fachsprachlich sagte, zu „desensibilisieren", zu „habituieren" oder „gegenzukonditionieren". Diese Begriffe stammen aus der Lerntheorie der inhibitorischen Konditionierung, die besagt, dass die wiederholte, mit der richtigen Haltung ausgeführte „Exposition" neue hemmende Schaltkreise im Gehirn bildet und diese schließlich die früheren automatisch ängstlichen überschreiben (Craske et al. 2014).

Konfrontation führt jedoch nicht automatisch eine Besserung herbei. Falsch ausgeführt kann sie das Leid, die Hoffnungslosigkeit und sogar die Sensibilisierung verstärken. Der pauschale Rat „Tu's einfach" ist nicht hilfreich, der „TANZE"-Ansatz hingegen schon, sowohl für spontane als auch für gezielte Konfrontationen mit absichtlich geplanten Aufgaben. Diese sollten möglichst machbar und abwechslungsreich sein, auf die richtigen Trigger fokussieren, keine Vermeidungsstrategien enthalten und mit einem klaren Ja zur therapeutischen Haltung ausgeführt werden.

Machbarkeit: Das Unbehagen bereitwillig auf sich zu nehmen, auf die Angstquelle zu- statt von ihr wegzustreben und *die Erwartungsangst als die Illusion zu behandeln, die sie ja wirklich ist,* bedeutet nicht, dass Sie sich direkt kopfüber in Ihren größten Horrortrip hineinstürzen. Geben Sie sich durchaus einen Ruck – *aber nicht so, dass Ihnen die Fähigkeit zur achtsamen Wahrnehmung abhandenkommt.* Andererseits bieten zu leichte Entscheidungen und Aktivitäten Ihrem Gehirn keine guten Lernchancen.

Fakt ist: Behandeln Sie Erwartungsangst als die Illusion, die sie ist.

Die besten Lernprozesse sind die, die Ihnen ein Selbstbewusstsein für Ihre eigenen Ressourcen geben und Sie dazu befähigen, das, was Sie schätzen und Ihnen wichtig ist, öfter zu tun. Dies trifft auf jede Entscheidung oder Situation zu, ob Sie dabei Angst haben oder nicht. Behalten Sie das im Hinterkopf, wenn Sie sich Ihren Angstauslösern stellen. Eine strenge oder hierarchische Reihenfolge gibt es nicht. Welchen Angstauslöser Sie sich zuerst vornehmen, ist Ihnen überlassen. Hauptsache, er ist Ihnen wichtig und fordert Sie heraus, nur eben nicht so sehr, dass Sie schon bei der Vorstellung zurückschrecken. Es sollte etwas sein, zu dem Sie bereitwillig ja sagen können, inklusive der Gedanken, Empfindungen, Gefühle und Erinnerungen, die dabei hochkommen.

Fakt ist: Die beste gezielte Konfrontation ist die, die Ihnen etwas abverlangt.

Fokus auf die richtigen Trigger: Manchmal ist nicht ganz klar, worin Trigger bestehen. Nicht immer handelt es sich um physische Situationen oder Aktivitäten. Da Erwartungsangst ein Fantasieprodukt ist, können es ebenso gut Gedanken oder Bilder sein. Hatten Sie beispielsweise in einem Restaurant Angst, könnte die nächste Tischreservierung den besorgten Gedanken auslösen: „Was ist, wenn das wieder passiert?" Dieser ist der Trigger, den Sie sich vornehmen – nicht das Restaurant oder das Essen. Planen Sie für die kommende Woche einen Restaurantbesuch, vor dem Ihnen schon im Voraus graut, etwa weil Sie sich wie in der Falle fühlen, weil Sie von der Speisekarte auswählen müssen, weil es Sie zu sehr anstrengt oder weil Ihre Begleitung Sie nervös macht. Was immer das bei Ihnen ist – sorgen Sie dafür, dass Sie es antreffen.

Suchen Sie sich etwas aus, das Sie gerne vermeiden. Ist es das Gefühl der Ungewissheit, dann setzen Sie sich zweideutigen und vagen Dingen aus. Planen Sie, ohne lange zu überlegen oder zu recherchieren, eine bestimmte Unternehmung, etwas, das Ihnen wichtig ist. Legen Sie sich trotz fehlender Garantie, dass es gut wird, darauf fest und nehmen Sie gleichzeitig Ihre Verunsicherung und Angst wahr. Widerstrebt es Ihnen, Fehler zu machen, tun Sie etwas ohne anschließende Nachkontrolle. Haben Sie eine Aversion gegen bereute Entscheidungen, treffen Sie eine, auch wenn die Möglichkeit besteht, dass Sie sie bedauern. Haben Sie Angst vor dem Gefühl, in der Falle zu sitzen und fürchten Sie sich davor, dass Sie die Angst nicht aushalten, dass Sie wegwollen und es nicht können, ist genau das Ihr Ziel: Suchen Sie sich einen Ort, wo Sie sich eingeschlossen fühlen: einen Aufzug, einen Schrank, einen Verkehrsstau oder eine Menschenmenge.

Vermeidungsstrategien meiden: Dies ist das unumgängliche N von TANZE (**n**icht vermeiden). Bei der gezielten Konfrontation geht es ja darum, sich absichtlich der Erwartungsangst auszusetzen. Sofort werden Sie den automatischen Drang verspüren, auszureißen, zu verhandeln, sich selbst gut zuzureden, mit sich zu hadern und zu grübeln. Aber selbst die subtilen Strategien zur Vermeidung innerer Erlebensweisen sind kontraproduktiv. Schauen Sie sich ruhig noch einmal die Liste Ihrer vermeidenden Verhaltens- und Erlebensstrategien (siehe Kapitel 4) an. Wenn Sie genau die Situation bereitwillig und absichtlich ansteuern, in der Sie Angst haben, verunsichert sind oder unter mangelnden Sicherheitsgarantien leiden, dann wird Sie das starke Bedürfnis überkommen, sich mithilfe Ihrer früheren Sicherheitsmaßnahmen Erleichterung zu verschaffen, zum Beispiel indem Sie sich ablenken, sich einschränken oder Fluchtwege planen. Vielleicht haben Sie diese Verhaltensweisen unter dem Namen „Coping-Skills" in der Therapie oder aus anderen Selbsthilfebüchern gelernt. Tatsächlich mindern sie die Angst vorübergehend. Doch das geht, wie wir ja inzwischen wissen, nach hinten los, weil es sich um negative Verstärker handelt. Sie bilden keine neuen Gehirnschaltkreise, die das Leben nachhaltig leichter machen.

Abwechslung: Setzen Sie sich Ihrer Erwartungsangst ganz bewusst in den verschiedensten Szenarien aus. Nehmen Sie sich für das nächste Mal etwas ganz anderes vor als für heute. Variieren Sie, wie stark Sie sich eingesperrt, ausgeliefert oder angewidert fühlen. Verlangen Sie Ihrer Fantasie vielfältige Geschichten ab, ohne sie zu glauben. Rufen Sie sich absichtlich etwas ins Gedächtnis, das Sie letzte Woche – oder vor zehn Jahren – getan haben und dessen mögliche Folgen Sie mit großer Zuverlässigkeit verunsichern. Treffen Sie diverse Entscheidungen, ohne groß nachzuprüfen oder zu recherchieren. Diese Abwechslung – sowohl in Hinsicht auf die vorgestellte Intensität der Angst als auch den Zeitpunkt der geplanten Konfrontation — fördert die Bildung neuer Nervenbahnen im Gehirn (Sewart & Craske 2020).

Ein klares Ja zur therapeutischen Haltung und zur Konfrontation: Sie können noch so felsenfest von der Konfrontation überzeugt sein – in der falschen Haltung ausgeführt ist sie nutzlos. Sie brauchen sich der Herausforderung nicht wie in einem Ringkampf zu stellen, bei dem Sie sich jeglichen Zweifel verbieten, sich zu Gelassenheit zwingen und sich an das Motto „Augen zu und durch" klammern. Angst auf sich zu nehmen erfordert Mitgefühl mit sich selbst und Bereitwilligkeit. Führen Sie die Aufgabe genau wie festgelegt aus und nicht so, wie Ihnen gerade zumute ist. Ihre Erwartungsangst wird Ihnen den Gedanken aufschwatzen, dass Sie es nicht schaffen. Deswegen ist es so wichtig, dass Sie zu Ihrem Wort stehen: Das wird Ihnen unglaublich viel Kraft geben.

8.4 TANZE dich fit

Wenn Sie sich absichtlich darauf einstellen, Angst einflößende Dinge zu tun oder zu entscheiden und dabei feststellen, dass Sie kämpfen, die Fäuste zusammenballen, kneifen wollen oder in die Grübelspirale hineingeraten, die sich zwischen dem Bangemacher und der Vermeintlichen Beruhigung entspinnt, dann gehen Sie noch einmal alle Schritte durch: Machen Sie unbeirrt weiter, lassen Sie die Anwesenheit der körperlich und geistig unangenehmen Erwartungsangst aktiv zu, aber mit Nachsicht sich selbst gegenüber. Kommen Zweifel auf, ermahnen Sie sich freundlich zur engagierten Kapitulation. Weigern Sie sich, das Angstspiel mitzuspielen. Dann winkt Ihnen die Freiheit.

WIE SIEHT DAS BEI IHNEN AUS?

Beobachten Sie in den nächsten Tagen Ihr Leben und halten Sie Ausschau nach Gelegenheiten für die spontane Umsetzung von TANZE. Gehen Sie der Angst entgegen, wann immer sie aufkommt und Sie den Drang spüren auszuweichen. Haben Sie den beschriebenen Haltungs- und Perspektivwechsel verstanden und sind Sie einigermaßen vertraut damit, können Sie Situationen planen, in denen Sie sich Ihrer Angst aussetzen, damit Sie das Gelernte umsetzen und verinnerlichen können.

Zusammenfassung

Langsam, aber sicher werden Sie jede Herausforderung als Teil eines größeren Prozesses einschätzen und begreifen. Chronisch Unentschlossene wissen nun, wie sie sich im Alltag in Verbindlichkeit üben können, und schon im Voraus Ängstliche lernen die vielen (mehr oder minder) unterschwelligen, mit der Zeit automatisch gewordenen Vermeidungstendenzen zu erkennen und können es wagen, sie loszulassen.

Hat Ihr Gehirn gelernt, dass es weder gegen die Erwartungsangst noch gegen die chronische Unentschlossenheit eins ums andre Mal zu Felde ziehen muss, wird Ihnen auch der Perspektivwechsel besser gelingen. Die TANZE-Schritte gehen allmählich in Fleisch und Blut über, und wann immer Sie Angst haben oder sich in der Sackgasse wähnen, führen sie geschmeidig in die neue Beziehung zu sich selbst, körperlich und geistig.

Im nächsten Kapitel beantworten wir häufig gestellte Fragen.

9. Fehlersuche: Antworten auf häufig gestellte Fragen

In diesem Kapitel geht es um Missverständnisse, die typisch sind für den Lernprozess der Haltungs-, Perspektiv- und Verhaltensänderungen und häufig für Frustration sorgen. Sie werden feststellen, dass Sie trotz all der Energie, die Sie in diese Entwicklungsreise stecken, notgedrungen an tote Punkte gelangen und sich in alten kontraproduktiven Mustern wiederfinden. Bei aller guten Intention werden Ihre Bemühungen manchmal unwissentlich in die falsche Richtung gehen.

Am wichtigsten sind Selbstmitgefühl und Geduld: Körperliche und geistige Lebensmuster zu verändern, braucht Zeit, Kraft, Wiederholung sowie die Fähigkeit, aus Fehlern zu lernen. Und wirklich – Neues lernt man gerade dann am besten, wenn man vom Weg abkommt. Sehen Sie im Folgenden einige der Fragen und Themen, auf die wir am häufigsten gestoßen sind.

Frage: *Jedes Mal, wenn ich außerhalb meiner Wohngegend Auto fahren muss, habe ich schon vorher Angst. Damit ich genau weiß, was auf mich zukommt, muss ich am Vortag mit meinem Mann zusammen „trocken üben". Und selbst dann kann ich in der Nacht davor nicht schlafen. Was kann ich tun, damit das besser wird? Können Sie mir einen Schritt-für-Schritt-Plan geben, der meine Erwartungsangst verringert?*

Antwort: Sie haben den ersten Schritt schon getan, indem Sie sich eingestanden haben, dass Ihre Art des Umgangs mit Erwartungsangst nicht funktioniert. Ihre Frage enthält vielsagende Hinweise: Sie wollen „genau" wissen, was auf Sie zukommt. Dieser Wunsch nach Gewissheit ist verständlich, aber die werden Ihnen auch die Trockenübungen nicht verschaffen, wenn Sie nicht auch mit den „Was-wenn"-Vorstellungen in der schlaflosen Nacht vor dem Ereignis aufhören. Und dafür müssen Sie die Ungewissheit akzeptieren. Das zu lernen braucht Übung. Beginnen Sie mit kleinen Dingen und arbeiten Sie peu à peu an Ihrer Flexibilität und an Ihrer Bereitschaft, sich im entscheidenden Moment auf Ihre Fähigkeiten zu verlassen.

Zum Beispiel so: Fahren Sie allein an einen Ort, der nicht ganz so weit außerhalb Ihrer bekannten Umgebung liegt. Legen Sie die Latte niedrig: Sie stehen nicht unter Zeitdruck, Sie haben weder einen Termin, zu dem Sie sich verspäten könnten, noch müssen Sie sich auf Parkplatzsuche begeben, und wenn Sie ein Navi haben, nutzen Sie es ruhig. Hauptsache, Sie tun es allein. Kommen Widerwillen und unangenehme Ideen auf, was alles Schlimmes passieren könnte, nehmen Sie es wahr und bleiben Sie trotzdem dran.

Planen Sie im Anschluss daran weitere, allmählich schwerer werdende Übungsfahrten. Tun Sie auch Außerplanmäßiges, wie etwa, einen Parkplatz zu suchen. Verlängern Sie die Zeitspanne vor dem Losfahren und stehen Sie sie durch. Legen Sie einen Zeitpunkt fest, an dem Sie jemanden von Ihrem Zielort aus anrufen. Erhöhen Sie die Distanz zu Ihrer Komfortzone. Achten Sie auf alle vermeintlichen körperlichen und geistigen Beruhigungsangebote. Und rechnen Sie es sich jedes Mal hoch an, wenn Sie bereitwillig jeder selbst gestellten Aufgabe mit Bauchschmerzen entgegenfiebern. Üben Sie die Einstellung und Haltung von TANZE und machen Sie sich auf alles gefasst, was Körper und Geist mit Ihnen veranstalten, während Sie sich der Ungewissheit stellen und der Möglichkeit, dass es danebengeht und Sie es nicht schaffen. Akzeptieren Sie das und lassen Sie es geschehen. Denken Sie daran: Der Gewinn besteht nicht darin, dass Sie keine Angst mehr haben, sondern darin, dass Sie sich verbindlich und ohne zu zaudern darauf einlassen. Drehen Sie nach jeder Übungsfahrt eine Siegesrunde.

Nicht immer wird es geradlinig bergaufgehen: Mal wird es Ihnen leichter fallen und mal schwerer. Auch unerwartete Umwege müssen Sie in Kauf nehmen. Sich dem Erleben kampflos und ohne die gewohnten Angstvermeidungsmanöver hinzugeben lernt man nur durch Wiederholung. Aber allmählich werden Sie merken, dass Sie es schaffen, wenn Sie sich innerlich festlegen und engagiert dabeibleiben.

Frage: *Wovor mir auch grauen mag – ich meide nichts. Ich übe und übe und trotzdem wird es nicht leichter. Egal womit ich mich ablenke, ich bin starr vor Angst und kann sie nicht überwinden. Die ganze Zeit rede ich mir gut zu, sage mir, das wird schon, das wird schon, aber es hilft nicht. Ich kann noch so viel auf mich einreden – mein irrationales Ich ist immer stärker als mein rationales.*

Antwort: Herzlichen Glückwunsch für Ihren Mut und Ihr Engagement! Dafür gebührt Ihnen riesig viel Anerkennung. Doch Mut und Engagement reichen manchmal nicht, dann ist es bestimmt frustrierend, wenn man trotz all der harten Arbeit keine Resultate sieht.

Es klingt, als würden Sie „die Fäuste zusammenballen", wie wir es nennen. Ihre Angst bleibt bestehen, weil Ihre Bemühungen paradox sind. Das heißt: Sie sind mit ganzem Herzen, mit all Ihrer Energie und voll engagiert dabei, aber auf kontraproduktive Weise. Jeder Versuch, eine Besserung zu erlangen, hält die Angst aufrecht und gibt Ihnen das Gefühl: Da ist wieder eine Tortour zu überstehen. Betrachten Sie jede Erwartungsangstphase hingegen als eine Lernerfahrung, kommen Sie eher damit zurecht.

Was Sie beschreiben, sind Sicherheitsmaßnahmen. Doch wie Sie ja wissen, wirken diese nur kurzfristig und halten die Erwartungsangst am Leben. Sie wollen sich ablenken und geben sich leere Rückversicherungen. Es geht nicht um den Krieg zwischen Rationalität und Irrationalität, sondern darum, überhaupt keinen Krieg mehr zu führen. Das ist die einzige Lösung. Schauen Sie sich noch einmal die Gespräche zwischen dem Bangemacher und Vermeintlicher Beruhigung an. Denken Sie daran: Sie führen nirgendwohin. Finden Sie Ihre eigene weise Stimme der Vernunft. Was hier fehlt, ist die Haltung der Kapitulation, besonders aber die der *Bereitwilligkeit*, die momentane Qual auf sich zu nehmen (nicht daran herumzudoktern, sondern sie in Ruhe zu lassen). Ohne sie sind Ihre Konfrontationen keine therapeutischen Lernprozesse.

So wichtig es ist, dass Sie sich Ihren Ängsten freiwillig stellen statt sie zu vermeiden – am heilsamsten ist es, wenn Sie neben der Haltung der Kapitulation auch die der achtsamen Wahrnehmung beibehalten.

Frage: *Was mir echt hilft, ist zu wissen, dass ich bei jedem zu starken Angstanfall akut ein Medikament einnehmen, mit meiner Tochter telefonieren oder auf meinen Notfallplan zurückgreifen kann. Schlagen Sie mir vor, dass ich diese Bewältigungsfähigkeiten aufgebe? Warum denn? Ohne die könnte ich niemals etwas tun, das mich beunruhigt.*

Antwort: Das Ziel besteht letztlich darin, diese „Bewältigungsfähigkeiten" – im Grunde Sicherheitsmaßnahmen – aufzugeben. Man will sich damit kurzfristig das Unbehagen vom Leib halten und verstärkt paradoxerweise langfristig die Erwartungsangst. Trotzdem klingt es zunächst nicht plausibel, dass man diese Maßnahmen bleiben lassen soll. Das tut es erst, wenn die Prozesse, welche die Erwartungsangst am Laufen halten, klar sind. Dann liegt es auf der Hand: Die Erleichterung ist nur oberflächlich, schnell vorüber und verstärkt die eigentliche Angst. Und zudem versagt man sich die Entdeckung, dass man dem Befürchteten ja doch gewachsen ist. Sicherheitsmaßnahmen sind wie Krücken: Anfangs helfen Sie, übergangsweise, bis man das Selbstvertrauen wiedergewonnen hat. Humpelt man jedoch zu lange damit herum, wird man nicht erfahren, was passiert, wenn man ohne sie losgeht.

Frage: *Und was ist mit Atemtechniken? Es heißt doch immer, die lindern Angst. Warum kommen sie in Ihrem Buch nicht vor?*

Antwort: Im Lauf der Jahre wurde verschiedentlich darauf hingewiesen, wie empfehlenswert das Atmen ist. Sicherlich haben die meisten von Ihnen, liebe Leserinnen und Leser, angstmindernde Atemtechniken gelernt. Also lassen Sie uns einmal genauer betrachten, wie sie am besten helfen.

Bei leichter und mittelstarker Erwartungsangst kann ruhiges Atmen das Nervensystem verlangsamen und die körperliche Erregung verringern. Das kann man üben und es gibt dafür inzwischen zahlreiche Methoden und Apps. Doch entgegen dem üblichen Rat kommt es unserer Meinung nach nicht so sehr auf die tiefe Bauchatmung an als auf den natürlichen Atemrhythmus sowie auf die vollständige Ausatmung vor der nächsten Einatmung. Pausen dazwischen sind hilfreich, aber zählen Sie besser nicht bis zu einer bestimmten Zahl. Wenig zweckmäßig sind auch tiefe Seufzer, mit denen man eine Menge Luft einatmet.

Wir haben nichts dagegen, wenn Sie regelmäßig und bei erhöhter Erwartungsangst auf Ihren Atem achten. Da dies jedoch häufig unsachgemäß geschieht, wollen wir Sie davor warnen. So berichten viele unserer Patient:innen, dass bewusstes Atmen sie befangen macht und es die Angst sogar erhöht, wenn sie übersteuert atmen. Manche hyperventilieren dann (das heißt, sie atmen zu schnell und zu tief ein) und leiden unter den Symptomen (Schwindelgefühl bis hin zu Bewusstlosigkeit).

Worauf es ankommt, ist die Intention. Wenn Sie entspannt oder natürlich atmen, *während* Sie Angst oder eine andere unliebsame Emotion verspüren, sinkt die Dringlichkeit und Ihnen fällt wieder ein, dass Sie vor der Situation weder zurückzuscheuen noch aus ihr zu fliehen brauchen. Es erdet Sie in Ihrer sinnlichen Wahrnehmung des gegenwärtigen Augenblicks, *während* Sie Ihre Gedanken, Empfindungen und Gefühle in Ruhe lassen und sie so hinnehmen, wie sie sind.

Falls Sie jedoch auf Ihren Atem achten, um ihn zu verändern, an ihm herumzudoktern oder Ihrer Angst zu entkommen, dann haben Sie damit nur eine weitere Sicherheitsmaßnahme oder vermeidende Erlebensstrategie, die Ihren Lernprozess untergräbt. All diese Strategien wirken nur vorübergehend und führen zu einer negativen Verstärkung Ihrer Angst. Eine ausgewachsene Panikattacke können Sie durch Atmen nicht bewältigen. Denn, wie gesagt, geht jede Taktik oder Technik, die *in der Absicht der Angstminderung* eingesetzt wird, in der Regel nach hinten los, erst recht, wenn dies unter Druck geschieht.

Es mag nach Haarspalterei klingen, aber ruhiges Atmen kann entweder Teil von oder konträr zu TANZE sein, je nachdem, wie Sie dazu stehen. Es kann Teil der Bereitwilligkeit und der therapeutischen Kapitulation sein oder diese untergraben.

Frage: *Anscheinend wollen Sie, dass ich impulsive Entscheidungen treffe und dann einfach mit den Konsequenzen lebe. Das ist mir aber zu riskant, denn ich will nicht verantwortlich sein, wenn etwas Schlimmes passiert, das ich hätte verhindern können. Ich könnte nicht mehr in den Spiegel schauen. Was bewahrt mich vor Fehlern, wenn ich mir keine Sorgen mehr um später mache?*

Antwort: Im echten Leben macht jeder Mensch Fehler. Und natürlich möchte jeder so wenig wie möglich machen mit so wenig gravierenden Folgen wie möglich. Wer jedoch im Leben vorankommen will, muss bereit zu vernünftigen Risiken und sinnvollen Entscheidungen sein. Niemand kann die Zukunft vorhersagen, aber nichts spricht dagegen, pragmatisch Informationen einzuholen, zu recherchieren und zu planen. Das hat nichts mit Impulsivität zu tun.

Es klingt, als wären Sie zu sehr auf die möglichen negativen Folgen einer falschen Entscheidung fixiert. Da das Leben immer viele Unwägbarkeiten birgt, ist man gegen nichts gefeit. Ziehen Sie ruhig Erkundigungen ein, bevor Sie Ihre Entscheidung nach bestem Gutdünken treffen. Verlassen Sie sich dabei auf Ihr Urteilsvermögen.

Wann hat man genug recherchiert? Das definiert wohl jede/r für sich selbst. Ertappen Sie sich dabei, dass Sie immer wieder dieselben oder ähnliche Informationen einholen und dabei Fristen überschreiten, weil Sie nur noch ein paar mehr brauchen oder weil Sie wie gelähmt sind und sich nicht entscheiden können, dann tun Sie zu viel des Guten. Dann leiden Sie unter Unentschlossenheit.

Bedenken Sie auch die Risiken und Kosten Ihrer Untätigkeit: Wenn es womöglich zu spät ist und etwas total schiefgeht, *weil Sie sich nicht rechtzeitig entscheiden konnten oder sich gar nicht entscheiden wollten.*

Gründlich durchdachte, recherchierte und geplante Entscheidungen sind, wie Sie wissen, das Gegenteil von Impulsivität. Trotzdem bieten auch sie keine absolute Gewähr, dass nicht doch Fehler passieren, auch gravierende. In Ihrer Vorstellung passiert jedoch genau das: dass Sie für ein furchtbares Ergebnis verantwortlich sind und damit nicht leben könnten, aber das ist nur eine Geschichte, die Sie erfunden haben und sich nun selbst abkaufen. Wahrscheinlich haben Sie in der Vergangenheit so manches bereut, haben Fehler gemacht, die Sie vielleicht hätten vermeiden können, wenn Sie gewusst hätten, was Sie heute wissen. Aber Sie haben es überstanden und leben noch.

Frage: *Ich bin eine Planerin. Für den Fall, dass etwas schiefgeht, weiß ich immer, was ich tue oder sage. Wenn ich etwas vorhabe, das mir Angst macht, etwa ein schwieriges Gespräch, denke ich mir vorher so viele Szenarien wie möglich aus. Mir ist dann wohler zumute. Es gibt mir Selbstvertrauen. Was ist daran falsch? Ich glaube, es hilft mir.*

Antwort: Planen ist nicht dasselbe wie übereifrig alle möglichen unheilvollen Folgen im Kopf durchzuspielen und sie sich um jeden Preis vom Leibe halten zu müssen. Wenn Sie sich mit starker Vorangst herumplagen, hat Ihre blühende Fantasie sich Ihrer vernünftigen Voraussicht bemächtigt. Sie planen nicht nur, sondern Sie wälzen Pläne. Kurzfristig fühlen Sie sich vor besonders heiklen Vorhaben dann zwar sicherer, doch langfristig schwächt es Ihr Vertrauen in Ihre Fähigkeit, Dinge im Handumdrehen zu durchdenken, sich den Umständen flexibel anzupassen oder mit Unvorhergesehenem fertigzuwerden. Je mehr Sie planen und planen, desto mehr reden Sie sich ein, dass Sie das nötig haben.

Indem man verschiedene Szenarien einplant oder sich den möglichen Verlauf eines Gesprächs ausdenkt, entzieht man sich der bewussten Wahrnehmung von Ungewissheit. Es verstärkt die Illusion, man kenne die Zukunft, gaukelt Gewissheit vor. Nicht dass jede Vorbereitung kontraproduktiv wäre. Es ist nützlich, einen Plan A oder sogar einen Plan B zu haben. Aber man kann unmöglich alle Eventualitäten in Betracht ziehen und außerdem wäre das sehr anstrengend. Dann ist es der Gedanke, *nicht genug* geplant zu haben, um den alle Sorgen kreisen und der weitere Zweifel weckt. Wer alle potenziellen Szenarien abdecken will, ist auf ganz bestimmte Lösungsfantasien fixiert und nicht bereit zu spontanem, originellem Handeln.

Frage: *Ich sorge jeden Tag für ausreichend Bewegung, praktiziere achtsame Meditation, trinke vor dem Schlafengehen immer Kamillentee und bin dennoch stressempfindlich. Jede Veränderung, alles Neue versetzt mich schon lange vorher in Unruhe. Was kann ich denn noch tun, damit ich weniger Stress habe? Was halten Sie von Nahrungsergänzungsmitteln? Oder von Yoga und Akupunktur? Sollte ich mich vielleicht beruflich verändern?*

Antwort: Erwartungsangst erhöht ganz sicher die Stressempfindlichkeit insofern, dass psychischer und physischer Stress in Form von Konflikten, Krankheiten oder Schlafmangel noch anfälliger für den „Klebekopf" macht. Da das nicht die Ursache der Angst ist, wird sie durch Stressminderung nicht aufhören. Es wird erst durch die Auseinandersetzung mit den Faktoren besser, die Erwartungsangst aufrechterhalten. Die Art, wie Sie Angst erleben, Ihre metakognitiven Überzeugungen, paradoxen Bemühungen, Ihr Umgang mit Ungewissheit und Ihre Vermeidungsstrategien – all das muss sich ändern. Gesunde Gewohnheiten können nie schaden, aber eine radikale Stressvermeidung geht in die falsche Richtung.

Frage: *Mich verwirrt das mit der Aufmerksamkeit. Wenn ich die woandershin lenke, dann lenke ich mich doch ab, oder? Ist das nicht eine Art der Vermeidung? Und sollte man sich auf die gegenwärtigen Sinneswahrnehmungen konzentrieren oder auf etwas Beruhigendes, etwa die Vorstellung, am Strand zu liegen? Und was ist mit der Methode, Dinge umzuformulieren? Wenn ich mir sage, meine Sorgen sind selbst erfundene Geschichten: Rede ich dann nicht beruhigend auf mich ein? Sollte man das nicht lassen? Und wie unterscheidet sich die Vogelperspektive vom Ausblenden?*

Antwort: Sehr gute Fragen! Sie zeigen, dass Sie sorgfältig lesen und nachdenken. Wenn Klärungsbedarf besteht, dann meist diesbezüglich. Manche von den vielen Selbsthilfebüchern, die es inzwischen gibt, enthalten ausgezeichnete Vorschläge zur Angstbewältigung, wenn auch zum Teil widersprüchliche. Lassen Sie uns also herausfinden, welche am hilfreichsten sind. Einige der gängigsten führen geradezu in die Irre. Entspannung oder positives Denken beispielsweise wirken nicht nachhaltig. Andere Techniken sind nur begrenzt dienlich, weil es dabei um die Kontrolle der Angst in Form von Ablenken oder Vermeiden geht und weniger um die grundsätzliche Haltung. Wenn Sie nur die *Technik* ins Auge fassen und nicht den *Prozess,* dann ist das von nur sehr flüchtigem Nutzen.

Häufig geht es nicht darum, *was,* sondern *wozu* Sie etwas tun. Wenn Sie Ihre Aufmerksamkeit auf etwas anderes richten, um weniger Erwartungsangst zu haben, dann besteht Ihre Absicht darin, durch Ablenkung die Angst zu meiden – und das geht fast immer nach hinten los. Wenn Sie jedoch Ihre Aufmerksamkeit auf die sinnlich erfahrbare Realität im Hier und Jetzt richten, während Sie die Gefühle der Angst zulassen, die in Ihnen zum Beispiel beim Warten vor dem Skilift aufsteigen, dann ist das langfristig viel heilsamer.

Beim Fokus auf das Erleben in der Gegenwart hört Ihre Fantasie nicht auf, Katastrophenbilder zu produzieren. Das ist auch nicht Ihr Ziel. Dieses besteht vielmehr darin, die Perspektive zu erweitern, indem Sie die gegenwärtige Sinneswahrnehmung mit einschließen, damit die Schauergeschichte nur ein Element des Ganzen ist – nur ein Kanal im Breitbandnetz Ihres Bewusstseins.

Genauso verhält es sich mit dem Umformulieren: Der Zweck ist nicht die Angstminderung. Wenn Sie das so wie in Ihrer Frage beschrieben machen („Es ist nur eine Geschichte – also brauche ich mir darum keine Sorgen zu machen"), dann beruhigen Sie sich selbst. Und wenn Sie das ständig machen, wirkt es, wie wir ja wissen, langfristig angstverstärkend. Es wird zu einem zwanghaften Ritual der Vermeintlichen Beruhigung, das der Bangemacher mit einer Beschwerde quittiert, wonach etwas, über das Sie sich sorgen, wahr werden und der Aufmerksamkeit bedürfen könnte. Und schon hängen Sie wieder in der Schleife fest.

Das Umformulieren soll Ihnen hauptsächlich helfen, die metakognitive Vogelperspektive einzunehmen und beizubehalten. Sie hilft Ihnen, sich *aus der Verstrickung mit dem Inhalt Ihrer Gedanken zu lösen,* auf Distanz zu sich selbst zu gehen und wahrzunehmen: „Das ist ein Gedanke." Nur das, nichts weiter. Was Sie denken oder ob es der Wahrheit entspricht, steht nicht zur Debatte. Es soll Sie nur daran erinnern, dass Sie auf ein Produkt Ihres eigenen Denkapparats reagieren. Es ist keine Angstbewältigungstechnik, sondern ein notwendiger Einstellungswandel.

Kommen wir schließlich zu dem Unterschied zwischen dem Ausblenden und der Vogelperspektive, also zwischen Wegschieben und Zulassen – der Haltung der Kapitulation. Das Beste, was man bei Angst tun kann, ist gleichzeitig auch das Schwerste: nichts tun. Ja tatsächlich – wenn man die Erwartungsangst in Frieden lässt und abwartet, bis sich der Körper von selbst beruhigt hat, dann legt sie sich recht schnell. Claire Weekes (1969) beschrieb diese Haltung mit der Metapher des passiven Schwebens über den Dingen, sie verglich es mit einem Korken, der mühelos auf dem Wasser schaukelt.

Dinge auszublenden erfordert hingegen Kraft und Energie: Sie haben etwas wahrgenommen und schieben es aktiv weg. Dies wirkt paradox, denn es steigert Ihre Erwartungsangst noch weiter. Sie wissen ja, wenn Sie sich bei Angst anstrengen, geht das nach hinten los: Je mehr Sie gegen die Angst anstrampeln, desto stärker und anhänglicher wird sie.

Frage: *Nach jeder Entscheidung mache ich mir sofort Sorgen, ich könnte mich geirrt haben. Zweifel plagen mich bei großen und kleinen Dingen, egal, ob sie gerade erst gestern oder vor Jahren geschehen und schon fast in Vergessenheit geraten sind. Wie kann ich sichergehen, dass alles gut wird?*

Antwort: Die Angst, sich falsch entschieden zu haben, ist kraftvoller Treibstoff für chronische Unentschlossenheit. Manche chronisch Unentschlossene bleiben an Scheidewegen wie angewurzelt stehen, unfähig, auch nur einen Schritt weiterzugehen. Sie dagegen scheinen sich zwar entscheiden zu können, doch dann überfällt Sie eine besondere Art der Erwartungsangst: die Angst vor Reue. Ihre Fantasie übernimmt das Ruder und Sie stellen sich alles Mögliche vor, das nach der Entscheidung schiefgeht, dazu alle Alternativen, die Sie durch Ihre Wahl ausgeschlossen haben.

Sie fragen, wie Sie sichergehen können, dass alles gut wird. Die Antwort lautet, dass genau das in die falsche Richtung führt. Reden Sie sich Ihre Zweifel nicht aus, sondern tun Sie das Gegenteil: Machen Sie sich auf sie gefasst, heißen Sie sie herzlich willkommen und lassen Sie sie zu. Denn sie werden Sie nach jeder Entscheidung überfallen. In Kapitel 7 haben wir vorgeschlagen, dass Sie Ihre Zweifel zählen und sich selbst für Ihre Kreativität loben. Üben Sie, mit Ungewissheit zu leben. Strecken Sie angesichts der Unmöglichkeit bombensicherer Zukunftsvoraussagen die Waffen. Machen Sie die TANZE-Schritte. Ihre Zweifel und Sorgen werden sich von allein hinter die Kulissen zurückziehen, wenn Sie sie in Ruhe lassen und Ihr Leben leben.

10. | Über den Berg

Inzwischen haben Sie ziemlich viel Klarheit über Erwartungsangst. Sie wissen, was das ist, wodurch sie entsteht und wie Sie Ihre Haltung zu ihr ändern können, damit sie nicht länger über Ihr Leben und Ihre Entscheidungen bestimmt. Es wird Sie deshalb wohl nicht überraschen zu erfahren, dass „Ich bin über den Berg" nicht identisch ist mit „Ich habe nie wieder Erwartungsangst". Laut Claire Weekes (1969) ist man auf dem Weg der Besserung, „wenn Symptome keine Rolle mehr spielen". Diese Aussage verändert wahrlich alles: Sie brauchen Ihre Angsterregungszustände und sorgenvollen Gedanken nicht auszumerzen. Wenn sie Ihnen völlig unwichtig sind, können sie Ihnen nichts mehr anhaben.

Erwartungsangst und chronische Unentschlossenheit können Ihnen jederzeit begegnen, besonders aber, wenn Sie dafür sensibilisiert sind oder unter Druck stehen. Das zu akzeptieren, heißt trotzdem nicht, dass Sie deswegen leiden, sich Vorwürfe machen oder Ihre Zukunft danach ausrichten müssen. Durch den konstruktiven Umgang mit Erwartungsangst können Sie davon unbeirrt frei wählen, was Sie tun möchten. Ihnen werden auch weiterhin Vorstellungen durch den Kopf schwirren, was kommen könnte oder was hätte passieren können, banale, absurde, ja vielleicht sogar komische Dinge, die Sie momentan nerven oder durcheinanderbringen. Sie werden sie aus der Ferne betrachten, anerkennend den Hut vor Ihrer eigenen Kreativität ziehen und in die normale Wirklichkeit zurückkehren.

Und: Je flexibler Sie werden, je weniger Sie nach Vollkommenheit streben und je bereitwilliger Sie Ungewissheit und Zweifel wahrnehmen, desto leichter werden Ihnen Entscheidungen fallen. Die Möglichkeit, dass Sie sie bereuen könnten, lähmt nicht mehr, sondern wird einfach nur registriert. Nicht enden wollendes Recherchieren, Sich-Vergewissern und Zögern werden nach und nach seltener. Und wenn Sie einmal an den Punkt gelangen, an dem Sie sich nicht weitertrauen, werden Sie den nächsten Schritt eben nach bestem Gutdünken tun.

„Ich bin über den Berg" heißt, Sie lösen sich aus der Verstrickung mit dem Inhalt Ihrer Besorgnis erregenden Vorstellungen und lassen sich nicht von Gedanken, Empfindungen und Gefühlen beeindrucken, die Ihnen Angst einjagen. Es heißt, Sie nehmen unangenehme Erfahrungen zur Kenntnis, ohne sich davon aufhalten zu lassen. Es heißt nicht, dass Sie sich nie wieder reflexartig „Horrorgeschichten" ausdenken oder vor einer Entscheidung ins Zögern geraten. Ganz bestimmt heißt es nicht, dass Sie gegen alle Sorgen immun sind. Und zu guter Letzt heißt es nicht, dass Sie sich in einen impulsiven Menschen verwandeln, der zu jedem unvernünftigem Risiko bereit ist.

„Ich bin über den Berg“ heißt: Sie nehmen wahr, was geschieht, wenn Sie Erwartungsangst haben, freundlich zu sich sind und sich nicht vom Vermeidungsdrang einschränken lassen.

TANZE ist keine Bewegungsfolge für Erwartungsangstattacken, kein Werkzeug aus dem Notfallkoffer. Es ist ein grundlegender Wandel in der Reaktion auf Angst erregende Gedanken, Gefühle und Empfindungen, die von Erinnerungen, Vorstellungen, Stimmungen oder automatischen, im Kopf existierenden konditionierten Gewohnheiten herrühren. Mit etwas Übung wird Ihnen diese Umstellung in Fleisch und Blut übergehen und Sie werden das Leben nehmen, wie es gerade kommt.

10.1 Erwartungsangst und freudige Erregung

Der Vater der Psychoanalyse, Sigmund Freud (1969), stellte fest, dass in manchen Erregungszuständen „Libido und Angst“ sich miteinander vermischen. Wie er an überängstlichen Menschen scharfsinnig beobachtete, hatten dieselben Objekte und Erfahrungen, die ihnen Angst bereiteten, zuvor Lust und Freude ausgelöst.

Diese Erfahrung machte auch eine Angsttherapiegruppe bei ihrer Konfrontationsübung in einem Hotel. Nervöses Schweigen herrschte unter den Teilnehmenden, während sie in der Lobby auf den gläsernen Expresslift warteten. Als er kam, fassten sie sich an den Händen, um sich gegenseitig Mut zu machen, und stiegen ein. Drinnen stand schon ein Mann, der von der Parkhausebene heraufgefahren kam, und begrüßte sie freudestrahlend: „Toll, dieser Geschwindigkeitsrausch, was?“

Ja, manchmal ist spannungsvolle Erwartung nicht nur gerade so aushaltbar, sondern macht richtig Spaß. Dieser „Geschwindigkeitsrausch“ zum Beispiel ist mit der Spannung vergleichbar, die man bei einer Preisverleihung kurz vor der Bekanntgabe der Gewinner:innen spürt oder beim Einloggen auf Dating-Webseiten oder wenn man dem Urlaub entgegenfiebert. Und ja, sie ist auch körperlich spürbar – und das ist gar nicht so unangenehm. Manche zahlen dafür sogar Eintritt, etwa um Achterbahn zu fahren oder ins Fußballstadion zu gehen. Auch der Gang zum Traualtar oder das Warten an der Straßenecke auf die Person, in die man sich frisch verliebt hat, stimuliert das Nervensystem auf diese Art.

Fakt ist: Spannungsvolle Erwartung kann auch angenehme Vorfreude sein.

10.2 Falsche „Warnungen“ aus der Vergangenheit

Von allen Angst- und Zwangsstörungen ist die Erwartungsangst meist die, die „zuletzt von Bord geht“. Häufig bleibt sie latent vorhanden, sogar bei denen, die sich ihren Ängsten seit geraumer Zeit stellen und schon längst keine Panikattacken mehr haben, keine Zwangsrituale mehr brauchen und sich nicht mehr vertrauensvoll an Vermeintliche Beruhigung wenden. Zelda Milstein (persönliche Mitteilung September 1983), eine erfahrene Autodidaktin auf dem Gebiet, war von ihrer Agoraphobie zehn Jahre ans Haus gefesselt gewesen, bevor sie sie dank der Methoden von Claire Weekes überwinden konnte. Ihren Patient:innen erzählte sie, dass sie beim Überschreiten der Haustürschwelle noch immer mit Rückfällen rechnete. Sie seien ein Relikt ihres Fehlalarms, ihr „Knacks“ – eine konditionierte Reaktion mit einer langen Halbwertszeit, eine Körpererinnerung. Wenn Sie so etwas erleben, nehmen Sie es als Beweis für das, was Sie überwunden haben und feiern Sie sich!

Lassen Sie sich nicht entmutigen, wenn das eine oder andere Angstsymptom wieder auftaucht. Das ist nun einmal Teil des Prozesses. Und halten Sie sich nicht beim „Warum“ auf: Sie würden sich nur verrennen. Automatische Erregungszustände und fix zusammengeschusterte Horrorgeschichten dürfen im Hintergrund Ihres Erlebens ruhig still ihr Dasein fristen – so lange Sie nicht länger über ihre mögliche Bedeutung nachgrübeln und nicht gegen sie ankämpfen, sondern sie als Beweis verstehen: für den weiten Weg, den Sie zurückgelegt haben, dass Sie Ihre Hirnschaltkreise umprogrammieren und dass es weitergeht – und zwar bergauf.

> **Fakt ist:** Wenn die Angst zurückkommt, fragen Sie nicht „warum“. Begrüßen Sie sie mit TANZE.

Noch einmal: Erholung von Erwartungsangst bedeutet nicht, dass sie überhaupt nicht mehr da ist, sondern dass Sie ein anderes Verhältnis zu ihr haben. Klopfen Sie sich selbst auf die Schulter, weil Sie Dinge tun, statt sie zu vermeiden; weil Sie Unlustgefühle willkommen heißen, statt in Ihre Komfortzone auszuweichen; weil Sie eine Entscheidung treffen, obwohl Sie keine Gewissheit haben.

Der nachhaltigste Fortschritt ist der, wenn Sie Ihre Katastrophenvorhersagen unter schwierigen Bedingungen infrage stellen. Rückschläge oder Rückfälle in alte Muster sind also die besten Gelegenheiten, das Gelernte weiter zu festigen.

10.3 Zuversicht aufbauen

Der Angstspezialist Jonathan Dalton (2021) erzählt in seinen Workshops Folgendes:

Stellen Sie sich einen Adler auf einem hohen Baum vor. Er bemerkt: Der Ast, auf dem er sitzt, hat einen Riss. Warum hat er keine Angst? Etwa weil er sich vergewissert hat, dass es nur ein kleiner Riss ist oder dass der Ast stabil genug ist für sein Gewicht? Oder weil er sich gut zuredet, dass er wahrscheinlich nicht ausgerechnet heute zerbrechen wird? Nein. Er hat deswegen keine Angst, weil er weiß, er kann fliegen.

Klarheit über Erwartungsangst ist sicher Voraussetzung für das Gefühl, über den Berg zu sein. Was Ihnen aber Zuversicht gibt und Sie zum Weitergehen motiviert, ist die Beobachtung, die unangenehme Erfahrung von Angst auch ohne Vermeidung heil zu überstehen. Sie wissen ja: Aktion kommt vor Motivation, Zuversicht und gute Laune. Sie haben keine Garantie, dass Ihnen nichts zustößt, dass Sie keine Abfuhr kassieren, nicht stolpern oder Ihre Entscheidung bereuen, aber wenn Sie wie der Adler wissen, dass Sie fliegen können, dann sind Sie bereit, alles so zu nehmen, wie es kommt – irgendwie werden Sie das Kind schon schaukeln.

Wie gesagt wächst die Zuversicht mit der mutigen Vorwärtsbewegung. Sie können also auch ohne „hundertprozentige Gewissheit“ Erfolg haben. Jedes Mal, wenn Sie das Vermeiden meiden, gehen Sie eine neue, fest im gegenwärtigen Moment verankerte Beziehung zu sich selbst ein. Sie sind nachsichtig mit Ihrem „Hasenfuß“-Ich und beweisen, dass Sie es, egal, wie Sie sich fühlen, schaffen können. Erwartungsangst und chronische Unentschlossenheit können Ihnen nichts mehr anhaben. Sie dürfen sich ruhig zeigen, aber nicht mehr ans Steuer.

10.4 Ein Dankesbrief an sich selbst

Wenn Sie etwas erfolgreich hinter sich gebracht haben, vor dem Ihnen unheimlich gegraut hat, haben Sie noch eine wichtige Aufgabe. In Anbetracht der Angriffe Ihrer gehackten Fantasie und der Natur des menschlichen Gedächtnisses, das sich gut an Stresssituationen erinnert, Erfolgserlebnisse hingegen vergisst, empfehlen wir, dass Sie einen Brief an sich selbst in der Zukunft schreiben (oder, wenn Ihnen das lieber ist, ein Video aufnehmen oder etwas in Ihren Blog eintragen). Erzählen Sie mit einfühlsamen Worten, was Sie getan und entschieden, beziehungsweise welche Hindernisse Sie im Bewusstsein der Erwartungsangst überwunden haben. Sagen Sie es klar und unumwunden, dass Ihnen der Wechsel zu TANZE nicht leicht gefallen ist, er sich aber gelohnt hat, und schildern Sie, wie Ihnen das gelungen ist.

Diesen Brief lesen Sie sich dann in Momenten vor, wenn Sie von unheilvollen Vorahnungen geplagt werden und endlose innere Debatten über Vermeidungstaktiken führen. Er wird Sie daran erinnern, dass Ihre Gedanken Ihnen einen Bären aufbinden wollen und Sie ihnen besser keinen Glauben schenken, weil ihre Geschichten zwar möglich, aber nicht wahrscheinlich sind und weil die Angst, die sie Ihnen einflößen, keine Warnung oder Vorhersage ist. Und vor allem: dass Sie es mit ihr aufnehmen können, dass Sie sich selbst dann, wenn es scheinbar kaum zum Aushalten ist, nicht von ihr stoppen lassen, und wie sich Freiheit und Flexibilität anfühlen.

Legen Sie diesen Brief an sich selbst in der Zukunft an einen Ort, an dem Sie regelmäßig vorbeikommen, damit Sie ihn greifbar haben, wenn Sie ihn eines Tages brauchen.

10.5 Erwartungsangst verschwindet nie ganz

Wie wir Ihnen ausdrücklich sagten, wird die Erwartungsangst von vermeidenden Erlebnis- und Verhaltensweisen verstärkt. Diese werden „reingrätschen", während Sie an der Bewältigung Ihrer Angst arbeiten, oft und gerne aber auch, wenn Sie sich davon geheilt glauben.

Nehmen wir einmal an, Sie stellen sich absichtlich in die längere Schlange vor der Supermarktkasse, um das Warten zu üben und der Angst entgegenzutreten, die Sie immer befällt, bevor Sie an der Reihe sind. Irgendwann denken Sie, jetzt ist es gut und wählen, wie es halt normal ist, die kürzeste Schlange. Und wenn Sie einmal lange anstehen müssen, wissen Sie, dass Sie es aushalten werden. Selbstbewusst begeben Sie sich in die „Anstell-Falle" und nehmen das Aufflackern der Angst in Kauf.

Perfektionistisch nach der vollkommenen Genesung zu streben ist verführerisch, gefährdet aber den Erfolg und macht auch weniger Spaß. Was sich im Innern einer Person abspielt, der es schon viel besser geht und die nun aus dem Vollem lebt, sehen Sie am folgenden Dialog.

Der Bangemacher: Ich dachte, ich hätte die Erwartungsangst schon hinter mir. Es gibt nichts mehr, das ich vermeiden müsste. Doch dann – mit einem Mal zögere ich, meinen Urlaub zu planen, weil der in die Hurrikansaison fällt. Was ist, wenn das Wetter alles kaputtmacht? Ich soll mich doch ohne zu zaudern festlegen, nicht wahr? Was ist, wenn ich vor meinen Sorgen einknicke? Wird dann alles wieder so wie früher? Was stimmt nicht mit mir?

Vermeintliche Beruhigung: Wirbelstürme werden immer vorher angesagt. Und das Hotel ist neu und gut abgesichert. Dass du mir dem Vermeidungsdrang ja nicht nachgibst! Ein einziges Mal und schon hat er dich wieder in der Mangel. Wir sollten einfach die Zähne zusammenbeißen und das Geld überweisen. Das ist mit Sicherheit das Richtige. Wir müssen uns doch unseren Ängsten stellen. Das wird schon, wir dürfen nur nicht zaudern.

Der Bangemacher: Na gut, aber können wir vielleicht wegen der Hurrikane Tickets kaufen, für die man bei Stornierung das Geld zurückbekommt? Oder wäre das ein Zeichen für einen Rückfall?

Stimme der Vernunft: Hey, jetzt bin ich dran. Der Besserungsprozess folgt doch nicht strikten Regeln, sondern ist flexibel. Deine alte Gewohnheit, diesen Sorgen, die dir plötzlich durch den Kopf schießen, zu viel Aufmerksamkeit zu schenken, wird immer mal wieder auftauchen, so sehr hat sie sich eingeschliffen. Früher hat dich dein Katastrophendenken regelmäßig aus der Bahn geworfen. Das passiert schon nicht mehr so oft. Aber das heißt nicht, dass du niemals wieder ins Zweifeln gerätst. Du musst nicht perfekt sein.

Nehmen wir an, Ihnen kommen Zweifel, Sie machen sich Sorgen und sind deswegen besorgt. Der Bangemacher in Ihnen ist fixiert auf die Frage: „Was stimmt nicht mit mir?“ und „Was ist, wenn das ein Rückfall ist?“ Vermeintliche Beruhigung verfällt wieder in ihre altbekannten leeren Versicherungen. Jeder Mensch zweifelt ab und an und wird schon im Voraus nervös. Das gehört zum Leben. Nehmen Sie es wahr, wenden Sie sich dem zu, akzeptieren Sie es mit Selbstmitgefühl, entscheiden Sie sich und handeln Sie.

Zusammenfassung

Die essenziellen Fakten über Ihre Erwartungsangst kennen Sie nun:

- Sie brauchen die Geschichten Ihrer Fantasie, Ihrer Erinnerungen oder Sorgen nicht ernstzunehmen. Es sind keine Warnungen oder Vorhersagen. Nehmen Sie Ihre Gedanken nicht für bare Münze. Es ist nicht notwendig.
- Sie können urteilsfrei beobachten. Die Zeit der Selbstkritik ist vorbei. Sie spüren die Zeichen körperlicher Erregung, Sie hören das Läuten des Fehlalarms und trotzdem können Sie voranschreiten und das tun, was ansteht und was wichtig ist.
- Sie können unter verschiedenen Optionen wählen und sich ziemlich leicht entscheiden, und das, obwohl Sie gleichzeitig Zweifel wahrnehmen und sich bewusst sind: Es ist nicht alles vollkommen, und ja, Sie könnten später etwas bereuen. Sie sind nicht zur Ambivalenz verdammt, müssen nicht endlos recherchieren oder ewig Dinge auf die lange Bank schieben.

- Zuversicht gewinnen Sie nicht, indem Sie auf sie warten, sondern indem Sie Dinge tun, die Sie herausfordern. Sie können sich aufrichtig über Ihre Flexibilität und Ihre Freiheit freuen und sich dafür loben.

DER BANGEMACHER: Ich habe nicht mehr jeden Tag Angst! Klasse!

VERMEINTLICHE BERUHIGUNG: Und es ist in Ordnung, sich keine Sorgen zu machen.

STIMME DER VERNUNFT: In der Tat, genau so ist es.

Nachtrag

Sobald Sie nicht mehr vermeiden müssen und die Schritte von TANZE fließend und selbstsicher beherrschen, können Sie eine Metapher, die E. L. Doctorow zugeschrieben wird, auf Ihre eigene Erwartungsangst und chronische Unentschlossenheit anwenden: „Einen Roman zu schreiben ist wie nachts Auto zu fahren. Sie können nur so weit sehen, wie Ihre Scheinwerfer reichen, aber auf diese Weise können Sie die ganze Reise machen."

In Bezug auf dieses Zitat schreibt Anne Lamott (2004): „Sie müssen nicht sehen, wohin Sie gehen, Sie müssen nicht Ihr Ziel oder alles, was Sie auf dem Weg passieren werden, sehen. Sie müssen nur zwei oder drei Fuß vor Ihnen sehen." Dies trifft den Nagel auf den Kopf – Lamott zufolge gibt es keinen besseren Rat, zum Schreiben wie zum Leben.

Danksagung

Bei jedem neuen Buch verkünde ich, dass das definitiv das letzte ist, und dann kommt Marty kurz vor der Fertigstellung eine Idee für das nächste und schon rührt er die Trommel dafür. Danke. Für die langjährige Freundschaft und das gemeinsame Nachdenken, Schreiben und gegenseitige Korrigieren auf Google Docs. Alle sollen wissen, dass er derjenige ist, der das ganze technische Drumherum dieser Arbeit managt, während ich hartnäckig vermeide, es zu lernen.

Im Besonderen möchte ich Michael Heady und Sarah Crawley danken, die mir einen Großteil meiner Arbeit am Anxiety and Stress Disorders Institute abgenommen haben. Sehr wertvoll für mich waren die lehrreichen Gespräche mit unserem Trainingsleiter Carl Robbins. Würdigen möchte ich auch die Begeisterung und die Professionalität, die uns bei New Harbinger Publications auf allen Ebenen zuteil wurde.

Das Manuskript für dieses Buch schrieben wir während der Pandemie, wie alle anderen auch Tag für Tag konfrontiert mit Ungewissheiten und beklemmenden Vorstellungen. Ich möchte meinen Kolleg:innen, Freund:innen und Familienangehörigen in den verschiedenen Zoom-Gruppen danken, dass sie den Kontakt aufrechterhalten und mir die Illusion von „Normalität" vermittelt haben, genug, um halbwegs zurechtzukommen. Ich bin dankbar, dass mir der Kontakt mit einer meiner Töchter möglich war, während die anderen beiden sich in Ländern mit geschlossenen Grenzen befanden. Unglaublich dankbar bin ich den Menschen, die mir Lebensmittel lieferten und denen, die sich auf die Seite der Wissenschaft und der sozialen Gerechtigkeit stellten und sich um uns alle kümmerten.

– Sally Winston, Juni 2021

Dieser Band ist der dritte einer Trilogie. Als wir mit dem ersten über aufdringliche Gedanken begannen, war uns noch nicht klar, dass Angst in drei unterschiedlichen Formen erlebt wird und jede ihr eigenes Selbsthilfebuch verdient. Mir fiel es zu, Sally von dem dreibändigen Projekt zu überzeugen, das ich auf keinen Fall hätte allein bewerkstelligen können. Ich freue mich dermaßen über unsere langjährige Freundschaft, die gegenseitige Zuneigung und sogar über die Art, wie wir uns streiten. Bin ich der Techno-Nerd, ist Sally die kreative und bedachte Sachkundige. Wir sind ein ausgezeichnetes Team – ergänzen und vervollständigen einander. Wie schön, dass unsere Bücher so vielen Menschen helfen und die zwei vorigen in insgesamt elf Sprachen übersetzt wurden.

Das vergangene Jahr hatte es wirklich in sich! Während der ganzen Pandemie und der politischen Unruhen war ich mit einem tollen Familien- und Freundeskreis gesegnet. Ich danke Ruta für ihre Unterstützung, ihre Aufmerksamkeit und ihre Liebe sowie Eva, die sich der Familie angeschlossen hat. Mein Fahrradnetzwerk hat mich durch die schlimmste Zeit der Isolation gebracht und ich danke Kathy, Yvonne, Peter, Michele und John, dass sie mich dazu animiert haben, aktiv und motiviert zu bleiben. Ein besonderer Dank gilt meinen Eltern, die mich – vor allem in dieser Zeit – weitaus mehr gelehrt haben als alle Bücher, die ich gelesen habe. Und Carl für die stichhaltige Klärung einiger wichtiger Fragen. Danke auch Jess, Vicraj und Gretel von New Harbinger Publications für eure wegweisende Assistenz, durch die das Buch rechtzeitig fertig wurde.

– Martin Seif, Juni 2021

Literatur

Amir, N., M. Freshman, B. Ramsey, E. Neary & B. Brigidi (2001). Thought-Action Fusion in Individuals with OCD Symptoms. *Behaviour Research and Therapy 39(7), S.* 765–776.

Arco, A. D. & F. Mora (2009). Neurotransmitters and Prefrontal Cortex–Limbic System Interactions: Implications for Plasticity and Psychiatric Disorders. *Journal of Neural Transmissions 116*, S. 941–952.

Carbonell, D. A. (2016). *The Worry Trick: How Your Brain Tricks You into Expecting the Worst and What You Can Do About It.* Oakland, CA: New Harbinger Publications.

Chesterton, G. K. (1956). What's Wrong with This World. New York: Sheed and Ward.

Craske, M. G., M. Treanor, C. C. Conway, T. Zbozinek & B. Vervliet (2014). Maximizing Exposure Therapy: An Inhibitory Learning Approach. *Behaviour Research and Therapy 58*, S. 10–23.

Dalton, J (2021). *The Use of Metaphor in Translating Complicated Clinical Concepts into Relatable Language.* ADAA: 19.3.21 (virtueller Workshop).

Davis, W. E., S. Abney, S. Perekslis, S-L. Eshun & R. Dunn (2018). Multidimensional Perfectionism and Perceptions of Potential Relationship Partners. *Personality and Individual Differences 127*, S. 31–38.

Eaton, W. W., D. A Regier, B. Z. Locke & C. A. Taube (1981). *The Epidemiologic Catchment Area Program of the National Institute of Mental Health. Public Health Reports 96(4)*, S. 319–325.

Freeston, M. H., M. J. Dugas & R. Ladouceur (1996). Thoughts, Images, Worry, and Anxiety. *Cognitive Therapy and* Research 20(3), S. 265–273.

Freud, S. (1969). 25. Vorlesung zur Einführung in die Psychoanalyse: „Die Angst“. Freud-Studienausgabe Band 1. Frankfurt a. M.: S. Fischer Verlag.

Fried, R. & J. Grimaldi (1993). Respiration, Hyperventilation, and Mental Disorders. In *The Psychology and Physiology of Breathing in Behavioral Medicine, Clinical Psychology, and Psychiatry* (S. 193-230). Boston, MA: Springer.

Garrido, M. I., G. R. Barnes, M. Sahani & R. J. Dolan (2012). *Functional Evidence for a Dual Route to Amygdala. Current Biology 22(2)*, S. 129–134.

Grayson, J. (2014). *Freedom from Obsessive-Compulsive Disorder: A Personalized Recovery Program for Living with Uncertainty.* New York: Berkley Books.

Greenberg, M. J. (2021). *Why Rumination Is a Continuous Loop.* ↗ https://drmichaeljgreenberg.com/why-rumination-is-a-continuous-loop/.

Grupe, D. W. & J. B. Nitschke (2013). Uncertainty and Anticipation in Anxiety: An Integrated Neurobiological and Psychological Perspective. *Nature Reviews Neuroscience 14(7)*, S. 488–501.

Harris, R. (2017). *Nuts and Bolts of Creative Hopelessness.* ↗ https://www.actmindfully.com.au/upimages/Nuts_and_Bolts_of_Creative_Hopelessness_-_May_2017_version.pdf.

Harris, R. (2020.) *ACT leicht gemacht: Der Leitfaden für die Praxis der Akzeptanz- und Commitment-Therapie.* Freiburg: Arbor.

Helbig-Lang, S., T. Lang, F. Petermann & J. Hoyer (2012). Anticipatory Anxiety as a Function of Panic Attacks and Panic-Related Self-Efficacy: An Ambulatory Assessment Study in Panic Disorder. *Behavioural and Cognitive Psychotherapy 40 (5)*, S. 590–604.

Hewitt, P., C. Chen, M. Smith, L. Zhang, M. Habke, G. Flett & S. Mikail (2019). Patient Perfectionism and Clinician Impression Formation During an Initial Interview. *Psychology and Psychotherapy Theory Research and Practice 94(1)*, S. 45–62.

Hoare, J. (2019). *Face, Accept, Float, Let Time Pass: Claire Weekes' Anxiety Cure Holds True Decades On.* Sidney Morning Tribune. 21.9.19. ↗https://www.smh.com.au/lifestyle/health-and-wellness/face-accept-float-let-time-pass-claire-weekes-anxiety-cure-holds-true-decades-on-20190917-p52s2w.html.

Kensinger, E. A. (2009). Remembering the Details: Effects of Emotion. *Emotion Review 1 (2)*, S. 99–113.

Kerr, E. (2020). Colleges with the Highest Application Fees. *US News Education, November 24.* ↗https://www.usnews.com/education/best-colleges/the-short-list-college/articles/colleges-with-the-highest-application-fees.

Koffka, K. (1935). *Principles of Gestalt Psychology.* New York: Harcourt, Brace, and Company.

Lamott, A. (2004). *Wort für Wort. Anleitungen zum Schreiben und Leben als Schriftsteller.* Berlin: Autorenhaus Verlag.

O'Connor, K., Aardema, F. & Pélissier, M-C. (2005). *Beyond Reasonable Doubt: Reasoning Processes in Obsessive-Compulsive Disorder and Related Disorders.* Hoboken, NJ: John Wiley & Sons.

Pittman, C. M. & E. M. Karle (2015). *Rewire Your Anxious Brain: How to Use the Neuroscience of Fear to End Anxiety, Panic, and Worry.* Oakland, CA: New Harbinger Publications.

Rajmohan, V. & E. Mohandas (2007). The Limbic System. *Indian Journal of Psychiatry 49(2)*, S. 132–139. ↗https://doi.org/10.4103/0019-5545.33264.

Robbins, C. (2016). Persönliche Mitteilung (März).

Salkovskis, P. M. (1985). Obsessional-Compulsive Problems: A Cognitive-Behavioural Analysis. *Behaviour Research and Therapy 23(5)*, S. 571–583.

Scott, E. (2020). What Is the Law of Attraction? *Very Well Mind.* ↗https://www.verywellmind.com/understanding-and-using-the-law-of-attraction-3144808.

Seif, M. N. & S. Winston (2014). *What Every Therapist Needs to Know About Anxiety Disorders: Key Concepts, Insights, and Interventions.* New York: Routledge.

Seif, M. N. & S. Winston (2021) *Ist das Bügeleisen wirklich aus? Wege aus der Vergewisserungsfalle.* Paderborn: Junfermann.

Sewart, A. R. & M. G. Craske (2020). Inhibitory Learning. In *J. S. Abramowitz & S. M. Blakey* (Hrsg.), *Clinical Handbook of Fear and Anxiety: Maintenance Processes and Treatment Mechanisms.* Washington, DC: American Psychological Association.

Singh, P., S. S. Yoon & B. Kuo (2016). Nausea: A Review of Pathophysiology and Therapeutics. *Therapeutic Advances in Gastroenterology 9(1)*, S. 98–112.

Straube, T., S. Schmidt, T. Weiss, H. J. Mentzel & W. H. Miltner (2009). Dynamic Activation of the Anterior Cingulate Cortex During Anticipatory Anxiety. *Neuroimage 44(3)*, S. 975–981.

Tavel, M. E. (2017). Hyperventilation Syndrome: A Diagnosis Usually Unrecognized. *Journal of Internal Medicine and Primary Healthcare 2(1)*, S. 1–4.

Wang, Y., A. Luppi, J. Fawcett & M. C. Anderson (2019). Reconsidering Unconscious Persistence: Suppressing Unwanted Memories Reduces Their Indirect Expression in Later Thoughts. *Cognition 187*: 78–94.

Weekes, C. (1969). *Hope and Help for Your Nerves.* New York: Hawthorne Books.

Winston, S. & M. Seif (2018). *Tyrannen in meinem Kopf. Zwangsgedanken überwinden – ein Selbsthilfeprogramm.* Paderborn: Junfermann.

Wu, M., D. S. Mennin, M. Ly, H. T. Karim, L. Banihashemi, D. L. Tudorascu, H. J. Aizenstein & C. Andreescu (2019). When Worry May Be Good for You: Worry Severity and Limbic-Prefrontal Functional Connectivity in Late-Life Generalized Anxiety Disorder. *Journal of Affective Disorders 257, S.* 650–657.

Über die Autorin und den Autor

Dr. Sally M. Winston ist Gründerin und Direktorin des Anxiety and Stress Disorders Institute in Baltimore, Maryland. Als Mitbegründerin und erste Vorsitzende des medizinischen Beirats der Anxiety and Depression Association of America (ADAA) wurde sie mit dem renommierten Jerilyn Ross Clinician Advocate Award ausgezeichnet. Sie hat außerdem den Buchpreis der Association for Behavioral and Cognitive Therapies (ABCT) gewonnen. Seit über 40 Jahren arbeitet die promovierte und auf Angst- und Zwangsstörungen (OCD) spezialisierte Psychologin als Therapeutin. Zusammen mit Martin Seif hat sie die Bücher geschrieben: *What Every Therapist Needs to Know About Anxiety Disorders, Tyrannen in meinem Kopf – Zwangsgedanken überwinden* sowie *Ist das Bügeleisen wirklich aus? Wege aus der Vergewisserungsfalle.*

Dr. Martin N. Seif ist Mitbegründer der Anxiety and Depression Association of America (ADAA) und war dort vierzehn Jahre lang im Vorstand. Der vom American Board of Professional Psychology zugelassene kognitive Verhaltenstherapeut war außerdem stellvertretender Direktor des Anxiety and Phobia Treatment Centers am White Plains Hospital und Fakultätsmitglied des New York-Presbyterian Hospital. Er hat den Buchpreis der Association for Behavioral and Cognitive Therapies (ABCT) gewonnen und unterhält eine eigene Praxis in Greenwich, Connecticut. Zusammen mit Sally Winston hat er die Bücher geschrieben: *What Every Therapist Needs to Know About Anxiety Disorders, Tyrannen in meinem Kopf – Zwangsgedanken überwinden* sowie *Ist das Bügeleisen wirklich aus? Wege aus der Vergewisserungsfalle.*

Meinungen zu diesem Buch

„Ein weiteres fantastisches Buch von Winston und Seif! Bei den beiden kommen insgesamt 80 Jahre Berufserfahrung zusammen, aus denen Sie lernen können, mit welcher Einstellung und Strategie Sie Angst und Sorge besiegen, wenn Ihr Nervensystem darauf gepolt ist und Sie zudem eine rege Fantasie haben. Das Buch gibt exakt den inneren Dialog von Menschen wieder, die sich chronisch den Kopf zerbrechen, und erklärt, wie man einem angstfixierten Gehirn beibringen kann, nicht mehr auf die Vergangenheit oder die Zukunft ausgerichtet zu leben, sondern auf die Gegenwart."

– Ken Goodman, LCSW, Vorstandsmitglied der Anxiety and Depression Association of America (ADAA) und Urheber der Serie *The Anxiety Solution.*

„Kämpfen Sie mit Unentschlossenheit, Katastrophendenken oder Vermeidung? Dann wurde *Erwartungsangst überwinden* für Sie geschrieben. Aus 40 Jahren Berufserfahrung schöpfend machen Winston und Seif uns alle fit für die therapeutische Haltung und die metakognitive Perspektive, damit wir aus unseren emotionalen Fußangeln freikommen. Die Route ist klar: Kognitiv in einen anderen Gang schalten, den Kreislauf namens ‚Paralyse durch Analyse' durchbrechen und der Erwartungsangst nicht länger zum Opfer fallen."

– Josh Spitalnick, PhD, ABPP, lizenzierter Psychologe, Spezialist für Angst- und Zwangsstörungen (OCD)

„Sally Winston und Martin Seif haben wieder ein ausgezeichnetes Buch geschrieben. Entgegen traditioneller ‚Angstbewältigung', bei der man sich hauptsächlich darum bemüht, ‚die Angst loszuwerden', was diese paradoxerweise aber verstärkt, soll man sie akzeptieren und geschehen lassen. Das ist ihr Ansatz – und ich bin ganz derselben Meinung! Ich bin begeistert von ihrem neuen Buch und freue mich darauf, es meinen Patient:innen zu geben."

– Robert W. McLellarn, PhD, Gründer und Direktor des Anxiety and Panic Treatment Center, LLC

„Angst kann sich zu einem rätselhaften unkontrollierbaren und verstörenden emotionalen Leiden steigern, das die Lebenszufriedenheit um ein Vielfaches vermindert. Nun haben Winston und Seif das Geheimnis gelüftet. Wer ihr erhellendes Selbsthilfemanual liest, wird endlich die antreibenden Kernprozesse dieser gnadenlosen Störung verstehen. Von den aus *Erwartungsangst überwinden* gewonnenen Erkenntnissen und den wirksamen therapeutischen Strategien gegen die Beeinträchtigungen durch die Angst profitieren sowohl die Behandelnden als auch die Behandelten."

– David A. Clark, PhD, emeritierter Professor an der University of New Brunswick und Autor der Bücher: *Ängste bewältigen – ein Übungsbuch, Negative Gedanken bewältigen – Hilfe finden bei sorgenvollem Grübeln, Scham und anderen belastenden Gefühlen* sowie *The Anxious Thoughts Workbook for Teens*

„Das neue informative Buch von Sally Winston und Martin Seif überzeugt und ist ein Muss für all jene, die unter Erwartungsangst und chronischer Unentschlossenheit leiden. Mithilfe evidenzbasierter Prinzipien bieten sie einen einzigartigen und klaren Leitfaden, wie man, statt die Angst nur in den Griff zu bekommen, eine von Grund auf andere Beziehung zu ihr entwickelt, um so ein sinnvolleres, glücklicheres und erfüllteres Leben zu führen."

– Stacia Casillo, PsyD, Psychologin und Direktorin von The Ross Center in New York, NY

„Noch ein ausgezeichnetes Buch von Winston und Seif für unter Ängsten und Sorgen leidende Menschen! Sie liefern eine geniale Erklärung für die inneren Abläufe bei Erwartungsangst und Vermeidung. Das Buch zeigt, wie Sie Dinge verändern und so die Ungewissheiten des Lebens kraftvoll meistern, ja sogar an ihnen wachsen können. Die Autoren beschreiben, wie es wirklich ist, wenn man die Angst hinter sich lässt, beantworten häufig gestellte Fragen und sorgen auf diese Weise für Klarheit, wie Sie als Betroffene eine andere Beziehung zur Angst und ein Leben nach Ihrem Geschmack bekommen."

– David Carbonell, PhD, Chicago, seit mehr als 30 Jahren im Bundesstaat Illinois tätiger, auf die Behandlung von Ängsten spezialisierter Psychologe; Autor von *The Panic Attacks Workbook* und *The Worry Trick*, ↗ http://www.anxietycoach.com

„Kann man den Umgang mit Ängsten ohne stundenlanges Üben erlernen? Aber klar doch! Lassen Sie sich von Winston und Seif und ihrer einfachen, aber sehr wirkungsvollen Denkweise aus den Klauen der Angst befreien. Folgen Sie ihnen und Sie werden mit einem Leben belohnt, das Sie sich wünschen und das Sie lieben."

– Reid Wilson, PhD, Autor von *Stopping the Noise in Your Head*

„In ihrem vierten Buch bündeln Winston und Seif ihr Know-how auf dem Gebiet der Angsttherapie, um Sie darüber aufzuklären, was sich in Ihrem Kopf abspielt. Meisterhaft beschreiben sie das Phänomen der Erwartungsangst und bringen es auf den Punkt: Sie ist die bangemachende und leidverursachende Wurzel aller Arten der Vermeidung. Das Buch richtet sich aber nicht nur an Menschen mit Angst- und Zwangsstörungen, sondern – und genau darin unterscheidet es sich von anderen – an alle, die schon im Voraus Angst bekommen, sich mit Entscheidungen schwertun oder Probleme mit Perfektionismus haben. Winston und Seifs Erkenntnisse dürften wohl entscheidend dazu beitragen, dass man den Gebilden eines beunruhigten Geistes eine Absage erteilt und den Weg zu einem freudigeren Leben beschreitet."

– Molly B. Schiffer, LCPC, Psychotherapeutin am Center for OCD and Anxiety der Sheppard-Pratt-Klinik sowie im ‚OCD-Program at The Retreat'

„Erneut haben Winston und Seif die Gemeinschaft der Angstbetroffenen mit neuem Wissen bereichert. Diesmal haben sie einen Aspekt herausgefischt, der im Allgemeinen oft untergeht: Erwartungsangst. Wie sie es schafft, einen völlig nervös zu machen, das werden die Besorgten unter uns nun ganz bestimmt besser verstehen."

– Josh Malina, Moderator des *Anxiety Book Club* Podcast

„Winston und Seif, beides erfahrene Therapeuten, haben sich in ihrem neuesten Werk die Erwartungsangst vorgeknöpft, sie unter die Lupe genommen und in den Mittelpunkt gestellt. Dieser gezielte Fokus ist absolut gerechtfertigt, da es sich bei Erwartungsangst um ein transdiagnostisches Merkmal handelt, das bei fast allen Angststörungen eine Rolle spielt. Der systematisch aufgebaute und schlüssig konzipierte Ansatz ist biologisch orientiert und basiert auf traditioneller KVT sowie auf buddhistischen Prinzipien und Praktiken. All das wird nahtlos zu einer effektiv kommunizierten Methode zusammengefügt und mit verschiedensten prägnanten Beispielen gespickt. Dieses Buch werde ich nicht nur Menschen ans Herz legen, die unter den potenziell lähmenden Auswirkungen von Angst, Vermeidung, Katastrophenfantasien und hartnäckiger Unentschlossenheit leiden, sondern dank seines innovativen Zugangs auch Kollegen und Kolleginnen."

– Charles S. Mansueto, PhD, Gründer und Direktor des Behavior Therapy Center of Greater Washington sowie Co-Autor von *Overcoming Body-Focused Repetitive Disorders*

„*Erwartungsangst überwinden* liefert eine spannende Sichtweise auf die Art, wie wir in die Falle von Angst und Vermeidung geraten. Dieser lehrreiche Leitfaden normalisiert die Erfahrung von Angst, reduziert Scham und nimmt diesem häufig stillen, aber zermürbenden Kampf das Stigma. Klare, präzise Beispiele und schrittweise Lösungen, wie man Erwartungsangst erkennt und sich aus ihr befreit, vermitteln das Gefühl, Winston und Seif liefen während dieses Entwicklungsprozesses anfeuernd neben einem her!"

– Chrissie Hodges, CPFS, zertifizierte Peer Supporterin; Gründerin von ‚Treatment for OCD Consulting, Peer Recovery Services, and OCD Gamechangers' sowie Autorin von *Pure OCD*